Homöopathie und...

Eine Schriftenreihe - ein Glasperlenspiel

Dritte Ausgabe:

Lars von Triers Melancholie-Zyklus

Homöopathie und...

Eine Schriftenreihe - ein Glasperlenspiel

Dritte Ausgabe, Mai 2015:

Lars von Triers Melancholie-Zyklus

Herausgegeben von Dieter Elendt

Mit Beiträgen von:

Gero Wallenfang

Patrick C. Hirsch

Dieter Elendt

Bibliografische Informationen der Deutschen Nationalbibliothek:
Die Deutsche Nationalbibliothek verzeichnet diese Publikation in der deutschen Nationalbibliografie; detaillierte Informationen sind im Internet über <http://dnb.dbb.de> abrufbar.

© 2015: Die Autoren
Herstellung und Verlag: BoD - Books on Demand, Norderstedt
ISBN 9783734794131
Bild vordere Umschlagseite: Lucas Cranach d.Ä: Die Melancholie, 1532

Inhaltsverzeichnis

Patrick C. Hirsch, Dieter Elendt und Gero Wallenfang:
    Statt eines Editorials   S. 7

Dieter Elendt   S. 23
    „Antichrist"

Gero Wallenfang   S.73
    „Melancholia"

Patrick C. Hirsch   S.111
    „Nymphomaniac"

Anonymus
    Der Limerick. Beispiele einer textkritischen   S. 171
    Analyse vom Blickwinkel der
    psychoanalytischen Homöopathie.
    Teil 3: Was ist als Symptom zu bewerten?

Hinweise für Autoren   S. 180

Statt eines Editorials

Patrick C. Hirsch, Dieter Elendt, Gero Wallenfang

*... der Schleier der Schwermut,
der über die ganze Natur ausgebreitet ist,
die tiefe, unzerstörliche Melancholie allen Lebens*

SCHELLING, „Über das Wesen der menschlichen Freiheit"

1) Drei Filme - drei Melancholien

Lars VON TRIERS Filme „Antichrist", „Melancholia" und „Nymphomaniac" werden häufig als „Depressionstrilogie" bezeichnet. Wir ziehen den Begriff der Melancholie vor, weil es sich hierbei nicht um einen medizinisch definierten Begriff handelt, sondern um eine allgemeine menschliche Befindlichkeit oder gar, wie es uns SCHELLING zu sagen scheint, um eine Verfassung der ganzen Natur. Das ist eine Haltung, die man durchaus in Lars VON TRIERS Filmen wiederfinden kann.

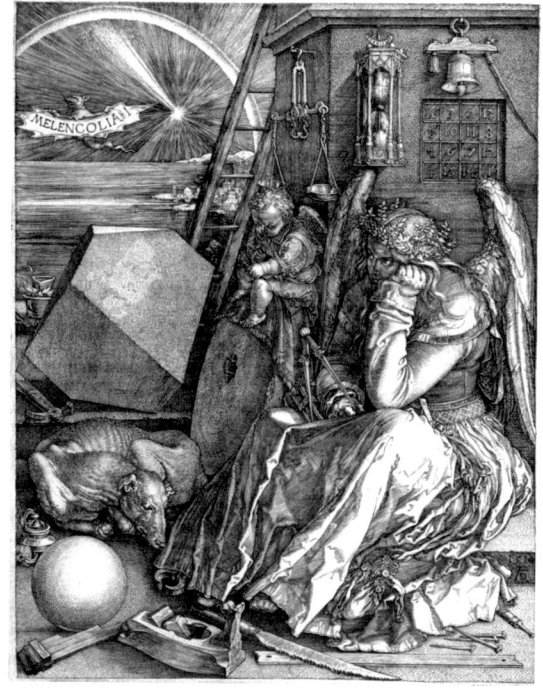

Wir haben als Umschlagsbild CRANACHS „Die Melancholie" gewählt, ein Bild, welches sich wiederum auf DÜRERS „Melencolia I" bezieht. (siehe Abb. vorige Seite). Auf letzterem „Meisterstich" sehen wir gar eine merkwürdige Himmelserscheinung, die als Komet, als große Konjunktion und als Mondregenbogen interpretiert worden ist (SCHUSTER). Es könnte aber auch der Planet namens Melancholia aus Lars VON TRIERS gleichnamigen Film sein.

Auf CRANACHS Bild hingegen ist die Gestalt der Melancholie eine betörende, rot gekleidete Frau, die einen Stecken anspitzt. Und man sieht ihr die Melancholie auf den ersten Blick gar nicht an, anders als beim Vorgänger von DÜRER. Ohne hier neue Deutungen der Allegorie von CRANACH geben zu wollen, ist es jedoch möglich, die eine oder andere Beziehung zu den hier vorgestellten Filmen zu sehen.

Das ist zunächst einmal äußerlich: Das Anspitzen eines Steckens sehen wir auch im Prolog von „Melancholia". Der Junge Leo ist es, der das tut, mit dem von Justine angeregten Vorhaben, eine magische Schutzhöhle zu bauen, in der man die bevorstehende ultimative Katastrophe überleben könne. Die Handlung, die CRANACHS Melancholie-Engel ausführt, soll uns im Film vor der zerstörerischen Wirkung des Planeten Melancholia schützen – das ist ja nun fast Homöopathie oder Impfung (ja, auch wenn es nicht funktioniert)!

Aber es gibt noch mehr zu sehen auf CRANACHS Bild. Da ist jene Frau, die Gestalt der Melancholie, die uns (zumindest uns Männer) auch nach fast 500 Jahren unglaublich anzieht (wieso auch nicht?). Lars VON TRIER zeigt uns, dass diese erotische Anziehung und die Sexualität auch eine verderbliche Seite haben – in „Antichrist" und in „Nymphomaniac" sehr deutlich, aber angedeutet auch in "Melancholia". Auch in CRANACHS Bild sehen wir das: In jener dunklen Wolke links oben, in der die Hexen reiten. Oder ist die Frau in Rot gar selbst eine Hexe, die Verderben bringen kann?

Man kann noch weiter assoziieren: Wenn HERSANT im Vergleich zwischen DÜRERS und CRANACHS Bild darüber spricht, dass sich die beiden Bilder unterscheiden wie *das Dynamische vom Statischen, wie die Anmut von der Schwerfälligkeit, wie das Sexuelle vom Asexuellen*, so kann man insbesondere beim letzteren Gegensatzpaar an das Verhältnis von Joe und Seligman in „Nymphomaniac" denken. Beide, Seligman wie Joe sind ganz offensichtlich melancholisch oder depressiv, aber beide sind es in ganz unterschiedlicher Weise: Seligman ist es im Denken (das, wenn man George STEINER glaubt, traurig macht, wenn nicht melancholisch[1]). Joe ist es in der Nymphomanie. Wie grausam muss es (für beide!) sein, niemals wirkliche Befriedigung zu erreichen?

Über die Melancholien in "Antichrist" und in "Melancholia" braucht man nicht viele Worte zu verlieren. In "Antichrist" ist es zum einen die Depression, die durch den Tod des Kindes verursacht ist, aber es ist auch die Melancholie durch das Wissen, dass in der gesamten Natur der Tod unausweichlich ist. In "Melancholia" ist es vordergründig die depressive Erkrankung von Justine, daneben aber die Realisierung dessen, dass der Tod nicht nur theoretisch unausweichlich ist, sondern tatsächlich bevorsteht und schließlich erfolgt: Das Ende von Allem.

Die vordergründige Botschaft dieser drei Filme ist zutiefst pessimistisch. Sie lautet: "Wir können nichts tun".

In "Antichrist" kann SIE nichts tun, sie kann kurz vor dem Höhepunkt in der sexuellen Vereinigung nicht abbrechen und ihr Kind retten. Das Paar schafft es trotz allen guten Willens beider Seiten nicht, das Verhängnis abzuwehren – beide haben das nicht gewollt, was geschieht.

Natürlich ist an dieser Stelle die Rede von der Frage des freien Willens. Hier müssen wir auch die Idee einer Besessenheit (bzw. das Gefühl oder die Wahnidee davon) in die Erwägungen mit einbeziehen oder auch die Idee des Bösen. Was ist es um die Quälereien, die SIE ihrem Sohn antut? Tut sie das freiwillig, unter Zwang, unter dem Einfluss von einer Wahnidee oder im Zustand der Besessenheit? Es kann sein, dass es in einer bestimmten Situation einfach nicht möglich ist, etwas anderes zu tun, als man dann eben tut (oder nicht tut).

In "Melancholia" wird es noch deutlicher: Das Fatum in Gestalt des Planeten ist unausweichlich. Den Planeten Melancholia können wir mit all unserer Technik nicht beeinflussen. Wir sind nicht nur nicht in der Lage, frei zu wählen, was wir tun, sondern wir können gar nichts tun.

Und Joe? Auch sie ist unfähig, die zerstörerische Wirkung ihrer Sucht zu beenden – ihre Sucht zu beenden, auch wenn sie sich das noch so sehr vornimmt.

---

[1] Bei der Assoziation von Denken und Melancholie kann man noch wesentlich weiter zurückgehen - bis zum Problem XXX,1 des Aristoteles / Pseudoaristoteles / Theophrast. wo die Frage, was Genie mit Melancholie zu tun hat gestellt und im Sinne eines Zusammenhangs gedeutet wird..

2) Drei Filme - drei Höllen

Faustus: And what are you, that live with Lucifer?
Mephistopheles: Unhappy spirits that fell with Lucifer,
Conspir'd against our God with Lucifer,
And are for ever damn'd with Lucifer.
Faustus: Where are you damn'd?
Mephistopheles: In hell.
Faustus: How comes it, then, that thou art out of hell?
Mephistopheles: Why, this is hell, nor am I out of it.
Christopher MARLOWE: The Tragical History Of Doctor Faustus

Sieh! unter diesen Stufen,
Unter der Schwelle
Siedet die Hölle!
Gretchen in: GOETHE, "Faust" (Vers 4453ff)

Die Melancholie wird traditionell mit dem Planeten Saturn und seiner Symbolik in Verbindung gebracht. Am deutlichsten und vordergründigsten ist das im Film "Melancholia", wo man den Planeten direkt mit Saturn vergleichen kann[2].

Aber es geht nicht nur um Melancholie in diesen drei Filmen. Es geht auch um Hexen, Satan und Hölle - beginnend mit und am deutllichsten ausgeprägt in "Antichrist".

Auch diese zweite Thematik finden wir in CRANACHs Bild vor. Wir sprachen schon von den Hexen links oben im Bild und sprachen die Vermutung aus, dass die Figur der Melancholie selbst eine Hexe sein könnte. HERSANT geht so weit, dass er CRANACH unterstellt, die Melancholie nicht mit Saturn in Verbindung zu bringen, sondern mit Satan, personifiziert in der Verführungskraft jener Frau in Rot. Es ist versucht worden, Saturn und Satan miteinander in Verbindung zu bringen und es gibt in der Tat einige Parallelen, die hier jedoch nicht fundiert vorgestellt werden können. Ein paar Beispiele seien dennoch erwähnt: Kronos/Saturn frisst seine Kinder, Satan

---

[2] Das ist natürlich nicht im physischen Sinne gemeint, denn Melancholia im Film hat keine Ringe und ist vom Durchmesser her etwa fünfmal so groß wie die Erde (Saturn zehnmal).

frisst Seelen (Bild rechts). Saturn hinkt, Satan hinkt (man spricht von dem Pferdefuß oder Bocksfuß - dabei gibt es auch Relationen zu den Satyrn und Pan, Personal der Saturnalien).

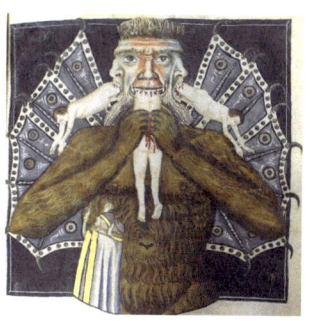

Im Mittelalter wurde von AGRIPPA das einzige magische Quadrat mit neun Feldern als Siegel Saturns bezeichnet. Die Quersumme von Zeilen und Spalten beträgt jeweils 6, zusammen also 666 – die Zahl des Tiers der Apokalypse, die also letztendlich mit Satan oder dem Antichrist in Verbindung steht (im Gegensatz zu dem magischen Quadrat, das DÜRER abbildet, das dem Jupiter zugeordnet wird und dessen Quersummen 7 betragen). Es gibt noch deutlich mehr Assoziationen, die wir hier nicht aufzählen wollen, da wir nicht wissen, inwieweit wir ihnen vertrauen können.

4	9	2
3	5	7
8	1	6

Die Melancholie wurde in der Tat lange Zeit mit Hexerei in Zusammenhang betrachtet. Die Melancholie (oder ihre Ausformung als Acedia) macht für die Einflüsterungen des Teufels empfänglich.

Und wenn man dann noch bemerkt, dass jene Frau – jener bei CRANACH rote, aber zumeist schwarze Engel – namens Melancholie eine Dornenkrone trägt, aber nicht etwa leidend, sondern wie ein verführerisches Accessoire neckisch schräg aufgesetzt, dann könnte man an eine ziemlich direkte Beziehung dieser Melancholie zum Antichrist denken.

Es geht also auch um Hölle. Und es gibt einiges Höllisches in diesen drei Filmen. Aber wir müssen unterscheiden zwischen Hölle als Ort und Hölle als Zustand bzw. Erleben.

a) Hölle als Ort

Hölle als Ort muss deutlich abgegrenzt sein von der übrigen Welt. Und eben das finden wir in zwei von den hier betrachteten Filmen sehr deutlich: in "Antichrist" und in "Melancholia". In beiden Filmen wird eine Grenze überschritten, in beiden ist diese Grenze markiert von einem Bach und einer Brücke darüber. In beiden Fällen ist es unmöglich, den abgegrenzten Bereich in Richtung der "normalen" Welt zurück zu überschreiten. Keiner der Protagonisten beider Filme ist dazu in der Lage. Könnte es sich um Symbolisierungen von Styx und Charon handeln[3]? Dann wäre klar, warum in beiden Filmen niemand diese Brücke rückwärts überschreiten kann: Niemand, der den Hades betreten hat, kam über den Styx wieder zurück. Es muss einen anderen Weg heraus geben - oder aber keinen. Man kann noch mehr Anhaltspunkte benennen, die dafür sprechen, dass es sich um einen höllischen Ort handelt - besonders deutlich in "Antichrist". Da ist etwa IHRE Vorstellung, dass der Boden brenne. *Unter diesen Stufen, Unter der Schwelle Siedet die Hölle.*

Mit anderen Worten wäre der Ort, der paradoxerweise "Eden" heißt, der Hades oder die Hölle - oder nicht weit davon. Wenn bereits, wie SIE sagt, die ganze Natur Satans Kirche ist, dann stellt dieses "Eden" einen Ort dar, der innerhalb der Natur höllisch prädestiniert ist.

Es gibt weitere Anhaltspunkte dafür, dass es sich hier um einen Ort handelt, der zumindest nicht mehr ganz von unserer Welt ist - und auch Anhaltspunkte dafür, dass es sich um einen bösen Ort handelt[4].

Da sind die blutsaugenden Zecken auf SEINER Hand, da ist das Fenster, das sich durch einen Windstoß öffnet, als SIE von Satan spricht (*Sein Atem*), so wie sich auch im Prolog ein Fenster von allein öffnet, durch das Nic stürzen wird. Da sind verschiedene Äußerungen von IHR und da sind schließlich die drei Bettler, die in Eden als Tiere und als Sternbilder in Erscheinung treten: drei Sternbilder, die es an unserem Himmel nicht gibt plus eines, das jener Himmel mit dem unseren gemeinsam hat: Corvus, der Rabe. Offenbar gibt es also Orte, wo unsere Welt in jene hineinragt und umgekehrt. Eden scheint ein solcher zu sein[5]. Dabei erscheint der Rabe/die Krähe verdoppelt, indem es das Sternbild Corvus gibt, das in beiden Himmeln zu beobachten ist, während die Krähe/der Rabe noch einmal als Sternbild "Despair" aus der Gruppe "The three beggars" ausschließlich in

---

[3] Uns ist natürlich klar, dass wir hier einiges durcheinanderwerfen: Das, was im Christlichen als "Hölle" bezeichnet wird, ist nicht identisch mit dem griechischen Reich des Hades. Die Leserinnen und Leser mögen uns verzeihen.

[4] Um die Hölle oder den Hades in vollem Sinne kann es sich jedoch nicht handeln, denn dort kann man nicht sterben.

[5] Auch im jüdisch-christlichen Mythos ist ja Eden der Ort, wo sich himmlische, höllische und unsere Welt vermischen. Adam und Eva leben dort, aber auch Gott und seine Engel sowie Satan in Gestalt der Schlange haben Zutritt.

jener Welt zu sehen ist[6]. Hinsichtlich der drei Tiere ist zu bemerken, dass das zuerst auftretende Reh noch ziemlich in unsere Welt gehört (es tritt auch vor dem Überschreiten der Brücke auf), der sprechende und sich selbst zerfleischende Fuchs und die nicht zu erschlagende Krähe hingegen gehören zu einem Bereich, der eindeutig nicht mehr von unserer Welt ist. Krähe/Rabe wie Fuchs sind übrigens des Teufels Begleiter.

Auch in "Melancholia" ist der Ort der Handlung nicht (oder nicht ganz) von unserer Welt, es ist nur nicht so leicht zu bemerken. Man erreicht diesen Ort komfortabel mit dem Auto (oder, wie das Brautpaar, eben gerade nicht). Im zweiten Teil gibt es aber dann jene Grenze (die Brücke), die nach außen nicht wieder überschritten werden kann – sei es, weil die Pferde scheuen oder sei es, weil die Batterien des Golfwagens leer sind.. Das sind Parallelen zu "Antichrist". Die Topografie des Himmels gibt uns auch zu denken: Erstens gibt es da im Prolog die Stelle, als Sonne, Mond und Melancholia am Himmel zu sehen sind (00:3:35). Auch wenn es sich hier um eine hocharktifizielle Darstellung handelt, ist doch zu bemerken, dass eine solche Ansicht in unserer Welt nicht möglich wäre – selbst wenn es Melancholia gäbe. Zweitens ist anfangs von Antares die Rede und man kann auch tatsächlich den Skorpion am Himmel einigermaßen identifizieren nur mit einem Problem: Er ist seitenverkehrt – was für einen Ort auf der Südhalbkugel spräche. Es gibt aber wahrscheinlich keinen Ort auf dieser Welt, der dieser und den anderen zu sehenden Bedingungen (Sprache, Namen, Vegetation) entspricht.

Bei "Nymphomaniac" gibt es keine Brücke und keinen Fluss, die den Übertritt in eine andere Welt symbolisieren. Der Übergang von der einen Welt in eine andere wird hier deutlich gemacht durch die Bewusstlosigkeit Joes, nachdem sie zusammengeschlagen wurde und aus der sie in der Welt Seligmans wieder erwacht. Rein von der Topografie her und auf den ersten Blick scheint es sich hier nicht um so etwas wie eine Anderwelt zu handeln. Ein kleines Anzeichen für die Anderheit gibt es dennoch: Das Morgenlicht kann nur indirekt in Seligmans Wohnung scheinen und er weiß nicht einmal, woher dieser Schein kommt. Seligman ist in dieser Wohnung gefan-

---

[6] Diese Verdopplung der Raben könnte auf Odin / Mercurius / Mephistopheles / den Teufel verweisen.

gen, selbst für seine Einkäufe braucht er nur eine kurze Strecke innerhalb seines Backsteinlabyrinths zu gehen[7]. Irgendwie ist das doch ein Ort jenseits unserer Welt - jenseits der Welt von Joe auf alle Fälle.
Himmlisch mag er wohl Joe zunächst erscheinen – wenn auch an die Bedingung der Beichte geknüpft –, was sich aber dann als Irrtum herausstellen wird. Auch dieser Ort ist die Hölle.

b) Hölle als Zustand bzw. Erleben

Welche Eltern sollte es nicht in eine psychische Hölle werfen, wenn das Kind stirbt und sie den Verdacht haben, dass sie daran schuld seien (ob das nun stimmt oder nicht, muss für das Erleben dieser Hölle nicht wichtig sein)? Das ist der Ausgangspunkt von "Antichrist".
Das ist jedoch eben nur der Ausgangspunkt. Die beiden werden sich den Aufenthalt in "Eden" zu einer Hölle gestalten, die ihresgleichen sucht. Warum eigentlich? Keiner von beiden hat die Absicht. Es ist wohl die Gegensätzlichkeit von Rationalität und Irrationalität, aus der die gemeinsame Hölle entsteht.

Für Justine ("Melancholia") wird der Aufenthalt im Schloss ihres Schwagers anlässlich ihrer Hochzeit zur Hölle – zunächst in Form des Nicht-Aushalten-Könnens dieser sykotischen Regeln und ihrer konsequenten Anwendung. Das kann durch ihre Revolte dagegen zunächst noch aufgefangen werden. Schließlich gerät sie aber in eine andere Hölle – die der Depression – in modernem Medizin-Deutsch heißt das, was sie erleiden muss, affektive Psychose, eine Zeitlang nannte man es auch (nicht sehr treffend) Melancholie. Von dieser Melancholie wird Justine durch die Ankunft des Planeten Melancholia geheilt.
Ihre Schwester Claire erleidet eine andere Form von Hölle. Bei ihr bewirkt das Erscheinen des Planeten "Melancholia" gerade das Gegenteil von Jus-

---

[7] Man ist an zwei "Faust"-Stellen erinnert:

Weh, steck' ich in dem Kerker noch	398
Verfluchtes dumpfes Mauerloch,	
Wo selbst das liebe Himmelslicht	
Trüb' durch gemalte Scheiben bricht!	

und

| *Am farbigen Abglanz haben wir das Leben.* | 4727 |

tine. Das bevorstehende Ende von Allem (allem Leben im Universum), die Unmöglichkeit, dass es mit ihr und ihrem Sohn Leo irgendwie weitergehen kann, erscheint mir als nachvollziehbarer Grund für die Form von Hölle, unter der Claire leidet.

Auch in "Nymphomaniac" gibt es (mindestens) zwei Arten von Höllen. Die eine ist die von Joe (sie hat durchaus Verbindungen zu "Antichrist", was Lars VON TRIER auch deutlich macht): Für Joe bildet sich das gemeinhin als "höchstes" oder "schönstes" bezeichnete Gefühl der sexuellen Befriedigung durch die Sucht geradezu in sein Gegenteil um.

Es scheint zunächst einen Ausweg aus dieser Hölle zu geben, der in der Beichte gegenüber Seligman (er heißt nicht umsonst so) besteht. Das hat Joe aber schon einmal versucht: Auch in der psychotherapeutischen Gruppe muss man zunächst "beichten". Bei Joe hat jene Beichte nichts geändert. So funktioniert die Heilung nicht. Der Trieb ist stärker als das Ich. Dem Trieb (egal, welchem) vollkommen ausgeliefert zu sein, kann man durchaus als eine Form von Hölle bezeichnen - schon auf dieser Welt.

Und Seligman? Nun, er ist gewissermaßen das Gegenteil. Er empfindet den Trieb nicht mehr, er sublimiert ihn. Nein. Sublimation wäre eine Lösung, die, wenn nicht glücklich, so doch zufrieden machen kann. Seligmans Hölle ist eben jene Triebverschiebung, die ihn zwar zum Vielwissenden werden lässt, aber jenseits des Lebens. Um nur den Anfang zu erwähnen: Können wir uns den Leser des Buches "The complete angler" tatsächlich auf einem Fluß oder See oder dessen Rand vorstellen, wie er Fische fängt? Eine schwierige Vorstellung. Wir sehen seine Augen blitzen, wenn die Rede auf etwas kommt, wovon er etwas weiß, aber dieses Wissen ist nur das Wissen über einen Gegenstand (etwas, was mir gegenübersteht, nicht zu mir gehört). Er kennt den Sonnenaufgang nur von der Reflektion an der gegenüberliegenden Mauer. Er weiß nicht einmal, woher diese Reflektion kommt. *Im farbigen Abglanz haben wir das Leben.*

Es treffen also auch in "Nymphomaniac" zwei "Höllen-Zustände" aufeinander, zwei einseitige Entwicklungen, die man irgendwann als Hölle empfinden muss. Es könnte in diesem Aufeinandertreffen eine Chance liegen. Aber es wird nichts daraus. Es wird nur schlimmer. Noch mehr Hölle!

Es ist in diesen drei Filmen nicht so, wie SARTRE sagte, dass die Hölle die Anderen seien. Vielmehr tragen die Protagonisten Lars VON TRIERS ihre Höllen mit sich - oder diese Hölle ist, wie CALVINO schrieb, diejenige, *in der wir täglich wohnen, die wir durch unser Zusammensein bilden.*

3) Drei Filme - (nicht nur) drei Einsamkeiten

Wo aber eine Einsamkeit entsteht,
in die kein Wort der Liebe mehr
verwandelnd dringen kann,
da sprechen wir von Hölle.
J. RATZINGER:
Drei Meditationen zum Karsamstag[8], www.kath.net/news/45629

Die Frage ist, wie man in den Zustand (den Zustand der Hölle!) kommen kann, dass man von Liebe abgeschnitten ist. Diese Frage geht über unser Vorhaben hinaus.Wir können aber beschreiben, welche Art von Einsamkeit und welchen Mangel an Liebe wir in den hier betrachteten Filmen finden.

Es könnte eine gute Strategie sein, wenn sich ein Paar, das einen schweren Verlust zu bewältigen hat und daneben auch erhebliche Beziehungsprobleme, für eine Zeit in diese Einsamkeit von Eden zurückzieht. Sie könnten einander und ihre Liebe wiederfinden. Was geschieht, ist das Gegenteil: Beide bleiben einsam für sich, es gibt keine wirklich menschliche Begegnung. Auch Sex hilft da nicht. Und gerade als Er ihr beteuert, dass er sie liebe, beginnt sie zu schreien, sie glaube ihm das nicht und damit explodiert die körperliche Gewalt. Ihre größte Angst ist nicht die vor den Wäldern oder die vor sich selbst (wie Er schließlich annimmt), sondern es ist die Angst vor Einsamkeit, manifestiert in der Angst, verlassen zu werden.
In "Melancholia" sind wohl alle einsam. Justine ist bei ihrer eigenen Hochzeit schließlich von allen verlassen. Das Bild dazu ist jenes, als sie auf einem Stapel zusammengestellter Stühle sitzt (01:03:17).

---

[8] www.kath.net/news/45629

Einsamkeit auch zusammen mit ihrem Ehemann, der ihr "Eden" schenken will - eine Apfelplantage. Einen Ort, wo alles immer so bleiben soll, wie es war - inclusive ihrer Depression.
Einsam ist auch ihre Mutter - einsam und verbittert, einsam ihr Vater, obwohl er läppische Witzchen macht. Einsam ist im zweiten Teil auch Claire, einsam mit ihren Existenzängsten. Und John? Er stirbt einen einsamen Tod.
Und es gibt eine Stelle, die diese Einsamkeit und Beziehungslosigkeit sehr deutlich macht: Als der Hausangestellte, der liebevoll (scheinbar) "Väterchen" genannt wird, vor der ultimativen Katastrophe nicht zur Arbeit erscheint, wundert sich Claire und wird von Justine gefragt, ob er denn Familie habe. Claire weiß es nicht!

Und wer kann schließlich einsamer sein als Joe, die sich mit Kräften gegen diese geheime Zutat zum Sex wehrt - die Liebe? Und Seligman, der völlig vereinsamt ist und nur noch mit seinen Büchern lebt...
Viele Einsamkeiten, viele Höllen.

4) Drei Filme über Leben und Tod

Leben – das heißt lange krank sein:
Ich bin dem Heilande Asklepios einen Hahn schuldig.[9]

Es geht nicht gut aus in diesen drei Filmen. Am Schluss von "Antichrist" und "Nymphomaniac" steht jeweils ein Mord, am Schluss von "Melancholia" das Nichts (das Universum ohne Leben).
In "Melancholia" wird explizit gesagt, dass das Leben nicht zu den guten Dingen in der Welt zählt. Der Tod ist für Justine das Ende einer langen Krankheit. In "Antichrist" und in "Nymphomaniac" wird es angedeutet.
Die Vorstellung, nicht mehr zu sein ("Vorstellung" ist das falsche Wort, denn man kann sich das nicht vorstellen), birgt tatsächlich eine große Angst in sich (Claire in "Melancholia"), aber auch eine große Sehnsucht (Justine).

---

[9] SOKRATES, so wie ihn NIETZSCHE zitiert bzw. interpretiert (in "Götzendämmerung"). Das Originalzitat aus PLATONS "Phaidon" findet sich schon früher in NIETZSCHEs "Die fröhliche Wissenschaft" (Nr. 340).

Es gibt da eine merkwürdige Symmetrie: In "Antichrist" überlebt ER, in "Nymphomaniac" überlebt SIE (Joe) und in "Melancholia", dem mittleren Film dieser Trilogie, überlebt niemand.
Die Frage, ob die Tötungsdelikte in "Antichrist" und in "Nymphomaniac" irgendwelche rechtlichen Konsequenzen haben könnten, stellt sich so wenig wie die nach den rechtlichen Konsequenzen eines Zusammenstoßes der Erde mit einem anderen Planeten. Es handelt sich hier um ein Geschehen jenseits solcher staatlicher Ordnungsstrukturen - ein erster Hinweis darauf, dass wir miasmatisch alle drei Filme jenseits der Sykose verorten müssen (bzw. dass es um die Auseinandersetzung mit der Sykose geht).
Die Frage von Leben und Tod ist freilich eine Frage, die in der Syphiline ihre größte Wichtigkeit erlangt, aber auch in Tuberkulinie und Carcinosinie sich stellt (wenn auch zumeist noch recht unbewusst).

Auch bei den Überlebenden von "Antichrist" und "Nymphomaniac" wird aber sehr deutlich, dass diese in ihr altes Leben nicht mehr zurück können. Es bleiben zwei Möglichkeiten: Regression und Progression.

5) Drei Filme, drei Hoffnungen

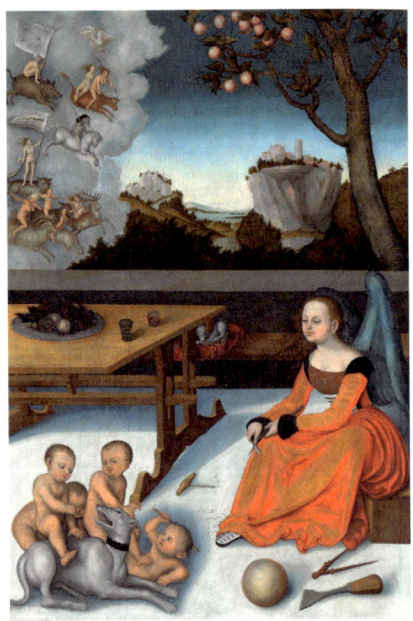

Wo könnte sich eine solche Hoffnung festmachen (im medizinischen Sinne könnte man statt von Hoffnung auch von Heilung reden)?

Eine Hoffnung mag in der Regression liegen, homöopathisch-miasmatisch gesprochen in der Carcinosinie.
In einer der mehreren Fassungen von CRANACHs Bild ist rechts oben ein Apfelbaum zu sehen. Man kann das als Hinweis auf Eden sehen, den einzigen Ort, an dem jemals alles in Ordnung war. Dieser Ort (diese Zeit) wird in allen drei Fil-

men eine wichtige Rolle spielen. Aber wenn wir es anstreben, ihn wieder zu erreichen (was wir nicht schaffen können, denn dafür müssten wir uns auflösen wie GOETHES Homunkulus), so bleiben wir damit vollkommen unter unseren menschlichen Möglichkeiten

Eine andere Hoffnung ist die Syphilinie mit ihren schöpferischen aber auch ihren zerstörerischen Tendenzen. Dorthin geht der Weg bei Lars VON TRIER in erster Linie. Und die dritte Hoffnung wäre die stumpfsinnige Normalität der Sykose. Damit dürfte klar sein, wo die Melancholie ihren Ausgangspunkt hat: in der Psora und vor allem in der Tuberkulinie.

Lars VON TRIER macht uns sehr deutlich, dass wir zwischen diesen negativen Alternativen keine wirkliche Chance haben. Es sei denn, wir verfügten über eine geheime Zutat zu unserem Leben... In „Nymphomaniac" lässt Lars VON TRIER den Namen dieser Zutat aussprechen.

Wir schrieben gerade von dem Ausgeliefertsein an das Fatum. Das ist in allen drei Filmen die vordergründige Aussage. Aber dann gibt es doch eine merkwürdige Art von Hoffnung, die jenseits der Filme angesiedelt ist und nicht dargestellt wird.

ER versucht, den Wald zu verlassen und wird auf diesem Weg mit jenen gesichtslosen Frauen konfrontiert. Es ist nicht gesagt, dass das sein Ende sein wird. Vielleicht beginnt gerade da etwas Neues jenseits seines vom Verstand bestimmten Gefühls?

In "Nymphomaniac" könnte doch der Tod Seligmans für Joe der Beginn von etwas Neuem sein, auch wenn wir uns gar nicht vorstellen können, wie das denn aussehen mag. In Melancholia" ist diese Hoffnung wohl am schwersten zu sehen, aber immerhin bezeichnet Lars VON TRIER – wenn auch sicher provozierend gemeint – "Melancholia" als seinen positivsten Film.

Dieses Positive, diese Wandlung, auch wirklich zu sehen, ist freilich nicht einfach, denn sie ist, wenn überhaupt, nur hauchzart angedeutet (so hauchzart, wie die aus Stecken zusammengesetzte magische Schutzhöhle aus "Melancholia" gegenüber der Kollision mit dem Planeten ist). Das brutale Fatum überwiegt.

Wir können die Möglichkeit zur Wandlung auch nur dann sehen, wenn wir zur Syphilinie fähig sind (vielleicht sind sogar nur zur Syphilinie fähige Menschen überhaupt in der Lage, diese Filme anzuschauen). Vordergründig zeigt Lars VON TRIER drei syphilinisch-zerstörerische Verläufe, aber "hauchzart" sind da auch syphilinische Hoffnungen mit eingeschlossen – Hoffnungen auf einen neuen carcinosinischen Beginn, einen neuen Zyklus. Dort träfe sich die carcinosinische Regression mit der Progression über die Syphilinie hinaus. Sagen oder filmen kann man das allerdings nicht mehr, nur andeuten und vielleicht ist es auch nur die Andeutung einer Andeutung des kaum Denkbaren.

6) Lars VON TRIER

Es stellt sich natürlich noch eine weitere Frage: Hat Lars VON TRIER das gemeint, was wir hier versuchen herauszuarbeiten? Ganz sicher hat er nichts Homöopathisches gemeint. Und sonst? Die Frage ist genauso blödsinnig wie die, ob GOETHE all das gemeint hat, was in 17000 Bänden Faust-Bibliografie steht. Und überdies ist jenseits des narzisstischen Gewinns, womöglich etwas entdeckt zu haben, diese Frage vollkommen bedeutungslos.
Ist das, was wir glauben zu sehen, in unserem Auge oder im Film? Ist es Lars VON TRIERs Absicht oder spricht sein Unbewusstes? Auch das ist bedeutungslos. Was zählt, ist der Film und das, was wir beim Ansehen erleben. Und was das betrifft, so schreiben wir hier über drei Meisterwerke.

Der Vorhang fällt und der Mensch findet sich wieder, wie ein Kind mit Welten spielend, wie ein Kind, das beim Morgenglühn aufwacht und sich lachend die furchtbaren Träume von der Stirn streicht.

Friedrich NIETZSCHE: "Fatum und Geschichte"

Lars VON TRIERs drei furchtbare Träume lassen sich nicht so leicht von der Stirn wischen.

Bottrop, Unna, Icod de los vinos, am Tag der Arbeit 2015

Gero Wallenfang   Patrick C. Hirsch   Dieter Elendt

Literatur:

Calvino, Italo: "Die unsichtbaren Städte", München 1994

Goethe, Johann Wolfgang: Faust (Hrsg. Albrecht Schöne, Frankfurt am Main 1999

Hersant, Yves: Rote Melancholie, in: Jean Clair (Hrsg.): Melancholie. Genie und Wahnsinn in der Kunst", Ausstellungskatalog zu der gleichnamigen Ausstellung in der Neuen Nationalgalerie Berlin, 2006, S. 110-117

Klibanski, Raymond, Erwin Panowsky und Fritz Saxl: Saturn und Melancholie, Frankfurt am Main 1998

Nietzsche, Friedrich: "Götzen-Dämmerung", "Die fröhliche Wissenschaft", in: Werke, München, Wien 1981

Schuster, Peter-Klaus: Melancholia I. Dürer und seine Nachfolger, in: Jean Clair (Hrsg.): Melancholie. Genie und Wahnsinn in der Kunst", Ausstellungskatalog zu der gleichnamigen Ausstellung in der Neuen Nationalgalerie Berlin, 2006, S.90-103

Steiner, George: Warum Denken traurig macht. Zehn (mögliche) Gründe, Frankfurt am Main 2006

Abbildungen

S.7: Albrecht Dürer: Melancholia I

S.11: Luzifer quält die drei Verräter Judas, Brutus und Cassius. Dante, Commedia, 14. Jahrhundert, Italien

S. 18: Bearbeitung von Cranachs Melancholie-Bild durch einen unbekannten Künstler aus seiner Schule

Die Abbildungen sind aus "Wikipedia" übernommen und wurden dort als gemeinfrei deklariert.

Antichrist

Dieter Elendt

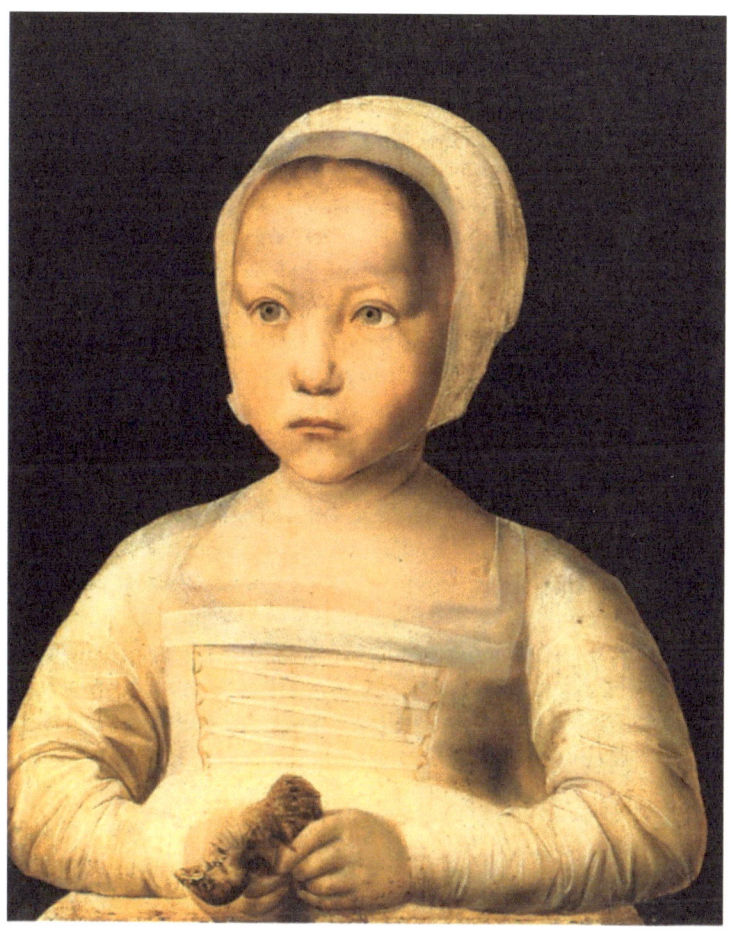

*Und jetzt hörte ich, was ich vorher nicht hören konnte:
das Weinen und Schreien von all den Dingen, die sterben müssen.*
Sie in „Antichrist"

Natur ist Sünde, Geist ist Teufel,
Sie hegen zwischen sich den Zweifel,
Ihr mißgestaltet Zwitterkind.

GOETHE, „Faust", Vers 4900 ff

A) Mein erster Eindruck

Ich habe den Film erst sehen können, nachdem die DVD/BluRayDisc erschienen war. Insofern war ich schon vorbereitet, dass es ein schwierig anzusehender Film ist mit Szenen von Genitalverstümmelung und anderer Gewalt. Er hat auch öfters die Bezeichnung „Horrorfilm" erhalten.
Natürlich ist es kein Horrorfilm (auch wenn Lars VON TRIER stilistische Mittel des Horrorfilms verwendet), genauso wenig, wie "Nymph()maniac" ein Pornofilm ist. Und das macht den Film umso verstörender. Das, was uns etwa in einem Horrorfilm gezeigt wird, ist bei weitem nicht so schlimm, denn in einem Horrorfilm wissen wir, dass das Gezeigte nicht real ist (in einem wirklich guten Horrorfilm – deren es nicht viele gibt – sind wir uns dessen nicht mehr ganz sicher).
Das, was in "Antichrist" geschieht, ist viel näher an der Wirklichkeit, die einem selbst geschehen könnte. Das ist schwierig und das macht "Antichrist" zu einem der schlimmsten und am schwersten auszuhaltenden Filme, die ich je gesehen habe. Hier ist etwas dargestellt, was tatsächlich passieren kann, und es ist so dargestellt, dass es uns wirkliche Angst macht. Ich halte den Film schlicht für ein Meisterwerk (so wie auch die beiden anderen Filme, mit denen wir uns in dieser Ausgabe beschäftigen). Mich lässt dieser Film einfach nicht los.

B) Der Titel

Man kann unterschiedliche Quellen für die Verwendung dieses Titels vermuten (diese Liste ist sicher unvollständig):

1) Antichrist im religiösen Sinne

Ursprünglich stammt das Wort „Antichrist" aus der Johannes-Apokalypse und bezeichnet eine Person oder ein Wesen, das als Gegenspieler Christi auftritt. Der Antichrist steht in enger Beziehung zum Prinzip des Bösen – also Satan, das auch im Film eine Rolle spielen wird. Immer wieder wurden aber auch menschliche Personen als Antichrist bezeichnet. Nicht ausgeführt werden kann hier der historisch differente Gehalt des Begriffs.

2) Friedrich NIETZSCHEs „Antichrist"

Hier geht es nicht um eine Personifizierung (es sei denn, um die von NIETZSCHE selbst) als Antichrist, sondern eher um eine Kurzbeschreibung des Inhalts des Werkes schon im Titel. Lars VON TRIER spricht davon, dass er das Buch von NIETZSCHE gelesen habe und dass es ihm wichtig sei.

3) Der Film „Der Antichrist"

Es handelt sich um einen italienischen Film aus dem Jahr 1974 (Originaltitel „L' Anticristo), in dem es um die Besessenheit einer jungen Frau durch Dämonen geht, in ähnlicher Form wie im bekannteren Film „Der Exorzist". Ich vermag nicht zu erkennen, dass der Film inhaltlich viel mit Lars VON TRIERs Werk zu tun haben könnte.

4) Joseph ROTHs Essay "Der Antichrist"

Es handelt sich um die Auseinandersetzung mit unguten Tendenzen seiner Zeit, die mit dem Begriff "Antichrist" in Verbindung gebracht werden. Ich werde gegen Ende dieses Artikels hierauf zurückkommen.

Im Zusammenhang mit Lars VON TRIERs Film stellt sich die Frage, ob mit dem Begriff „Antichrist" eine der drei handelnden Personen gemeint sein könnte oder eher so etwas wie ein Prinzip. Die Frage kann an dieser Stelle der Untersuchung noch nicht beantwortet werden. Einen Hinweis gibt es jedoch gleich am Anfang des Filmes: Lars VON TRIER verwendet anstelle des letzten Buchstaben im Schriftzug „Antichrist" das astrologische Zeichen für Venus - also das Zeichen für das weibliche Prinzip. Homöopathisch wäre ganz allgemein an die Rubrik *„religiöse Gemütsstörungen"* zu denken.

C) Der Aufbau

Der Film besteht aus drei Teilen: einem Prolog, dem Hauptteil, der sich wiederum aus vier Abschnitten zusammensetzt, und einem Epilog.

Der Prolog spielt in unserer Welt und in unserer Zeit. Er hat sogar einen nennbaren Ort: Seattle. Im Hauptteil ist die örtliche und zeitliche Bestimmung nicht so deutlich. Zunächst noch in der „normalen" Welt spielend, wechselt der Schauplatz dann an einen Ort namens „Eden", bestehend aus einer Lichtung im Wald, auf der eine Hütte steht. Zwar sieht er aus wie ein ganz normaler Ort, es gibt aber ein paar Sachen, die gegen diese Normalität sprechen. Hierauf werde ich zurückkommen. Im Epilog finden wir den schwer verletzten Protagonisten bei dem Versuch, „Eden" wieder zu verlassen und in „unsere" Welt zurückzukehren.

D) Der Inhalt

1) Der Prolog

Man sieht ein Paar beim einvernehmlichen Sex. Währenddessen klettert das gemeinsame Kind namens Nic aus seinem Kinderbett, öffnet eine weitere Absperrung, sieht die Eltern beim Geschlechtsverkehr, wendet sich ab, klettert auf einen Tisch, von dort aufs Fensterbrett eines offen stehenden Fensters (es schneit!) und stürzt aus dem Fenster in der Tod.

2) Der Hauptteil – Chapter one: Grief

Während der Beerdigung weint ER. SIE weint nicht, bricht aber urplötzlich bewusstlos zusammen. Die Gesichter der weiteren Begleiter sind unkenntlich gemacht – ein Zeichen dafür, dass es weiterhin ausschließlich um die beiden Personen gehen soll. Und diese haben keine Namen – ein Hinweis auf die Allgemeingültigkeit des Erzählten.
Alles, was an dieser Stelle und später geschieht, hat mit dem Prolog – also mit dem Tod des Kindes – zu tun, auch wenn dieser immer weiter in den Hintergrund tritt.
Homöopathisch muss man an dieser Stelle die Rubrik *"Gemüt – Beschwerden durch – Tod von geliebten Personen"*[1] verwenden, obwohl die Trauer, die damit verbunden ist, an sich kein wertvolles Symptom dar-

---

[1] Ich verwende als Repertorium durchgängig „Synthesis", in der digitalen Fassung „RADAR 10". Es gibt auch die spezifischere Unterrubrik „*...Kindes, eines*".

stellt, weil sie vollkommen normal ist. Das sagt ER auch zu IHR[2], als er sie im Krankenhaus besucht, wohingegen der dort behandelnde Arzt von einer atypischen Trauer spricht und entsprechende Psychopharmaka verordnet. ER ist selbst Psychotherapeut und meint, dass diese Behandlung falsch ist, worauf er dafür sorgt, dass SIE nach Hause entlassen wird, wo er ihre Behandlung übernimmt. Das ist natürlich ein Bruch der Grundregeln von Psychotherapie, und er weiß das selbstverständlich. Dass er doch tut, was die Regeln zu Recht verbieten, ist einerseits verständlich, andererseits aber als Selbstüberschätzung zu bezeichnen. Repertoriumsrubriken wären etwa: *"Gemüt – Hochmut"* oder *"Gemüt – Beachtung – schenkt allgemeinen Regeln keine"*.

Die Therapie beginnt in der gemeinsamen Wohnung. Es durchmischen sich natürlich therapeutische Interventionen und persönliche Interaktionen außerhalb des therapeutischen Rahmens. Einerseits leistet ER wertvolle Hilfe, etwa bei einem Panikanfall oder als SIE ihren Kopf absichtlich an das Toilettenbecken schlägt. Andererseits macht SIE ihm Vorwürfe, er sei immer distanziert zu Nic und ihr gewesen und der Tod des Kindes sei für ihn irrelevant.

Problematisch ist in diesem Zusammenhang auch die Sexualität – in einer therapeutischen Beziehung ist sie verboten, aber zwischen Partnern, die beide trauern, könnte sie auch hilfreich sein, wenn auch womöglich nur vorübergehend. Einerseits verweigert ER Sex, andererseits geschieht es dann doch und es gibt dabei auch erste Aggressionen, als SIE ihm schmerzhaft in die Brust beißt. (*"Gemüt – Beißen"*, *"... – beißt Menschen"*: Nachtschattengewächse zentral; es gibt auch die Unterrubrik *"... – beim Koitus"*, die nur Heroin einhält).

Angst wird zum Thema. ER versucht zu ermitteln, um welche Angst es dabei geht, indem er eine "Pyramide der Angst" zeichnet. Nicht ganz an der Spitze, aber ziemlich weit oben ist für SIE die Angst vor den Wäldern lokalisiert und insbesondere die Hütte auf einer Lichtung im Wald ("Eden"), die den beiden offenbar gehört und wo sie sich gelegentlich aufhalten[3].

---

[2] Da sie keine Namen haben, wird hier nur von „ihm" und „ihr" die Rede sein. Hieraus ergeben sich gewisse grammatikalische und Layout-Schwierigkeiten. Diese versuche ich zu lösen, indem die verschiedenen Formen von „Er" und „Sie" an den Stellen in KAPITÄLCHEN gesetzt werden, wo sonst ein Name stehen würde.

[3] Diese Angst vor den Wäldern ist im Repertorium nicht aufzufinden – und in der mir bekannten Materia medica ebensowenig. *„Angst – Freien, im"* wird der Angst vor den

Als Beginn einer Art von Konfrontationstherapie begibt sich das Paar dorthin. Man muss eine Strecke wandern bis zu diesem Ort. Auf dieser Wanderung hat SIE das Gefühl, dass der Boden brennt – man könnte auch von einer Wahnidee sprechen –, sie zieht ihre Schuhe aus und tatsächlich sieht man dort rote Stellen, die man als Verbrennungen (aber auch als einfache mechanische Irritationen) ansehen kann. ER sieht während dieser Rast ein Reh bei der Geburt eines (wahrscheinlich toten) Kitzes. Danach beginnt das zweite Kapitel des Hauptteils:

3) Chapter two: Pain

Sie erreichen eine Brücke, vor deren Überquerung SIE Angst hat. Sie rennt dann los in Richtung der Hütte im Wald, wo ER später eintrifft als sie. In der Nacht prasseln Eicheln auf das Dach.
Am nächsten Morgen gerät auch ER einen Moment lang in Panik, weil sich an seiner Hand, die er im Schlaf aus dem Fenster gehalten hatte, viele Zecken befinden. Er liest sie ab und macht mit seinem Plan weiter: Konfrontationstherapie. SIE soll auf der Wiese von einem Ort zum anderen gehen, um sich mit der Angst vor der Natur zu konfrontieren, die offensichtlich seit dem Erlebnis an der Brücke stärker geworden ist. Das gelingt.
Abends spricht SIE davon, dass sie an diesem Ort schon einmal Angst hatte: Als sie im vergangenen Jahr allein mit Nic dort war, hörte sie das Schreien eines Kindes, dachte, es wäre Nic und suchte nach ihm. Als sie ihn schließlich vollkommen ruhig fand, hörte das Schreien noch nicht auf. Es hat sich offenbar um eine Halluzination gehandelt.
Nachts spricht SIE dann über die fallenden Eicheln und davon, dass die meisten von ihnen sterben müssen, weshalb sie schreien[4]. ER rationalisiert das vollkommen, sie wisse doch, dass Eicheln nicht schreien. Hierauf folgt IHR Satz "Die Natur ist Satans Kirche", worauf er völlig verständnislos reagiert.

Wäldern nicht wirklich gerecht, enthält aber wieder Belladonna als Nachtschattengewächs.
[4] Man kann das im psychopathologischen Sinne interpretieren und käme womöglich auf die Diagnose einer Schizophrenie (die ich für falsch halte). Man kann es aber auch metaphorisch auffassen – oder irgend etwas "dazwischen". Vielleicht als die unglaubliche Melancholie, die einen befallen kann, wenn man sich der Allgegenwart des Todes bewusst wird (siehe auch das Bild und das Zitat, die ich diesem Artikel vorangestellt habe).

Am nächsten Tag geht es ihr deutlich besser. Sie kann im Wald umherlaufen, springt sogar im Bach umher (ohne jedoch die Brücke zu überqueren). Man kann von Euphorie reden („*Gemüt - Euphorie - abwechselnd mit - Traurigkeit*)" Als sie ihm sagt, sie sei geheilt und ihm sehr dankbar, reagiert er vorsichtig, was ihr wiederum nicht gefällt.

ER findet zwischen den Farnen im Wald einen Fuchs, der sich selbst zerfleischt und die Worte spricht: "Chaos regiert". Damit beginnt das dritte Kapitel des Hauptteils:

4) Chapter three: Despair

ER findet auf dem Dachboden Reste IHRER Arbeit vom vorigen Jahr: Texte und ausgeschnittene Bilder zum Thema „Hexen", das auch das Thema ihrer Dissertation sein sollte, die sie aber nicht fertiggestellt hat. Auf einer Sternkarte sind die Sternbilder „Pain" (in Gestalt eines Fuchses), „Despair" (Rabe oder Krähe) und „Grief" (Reh) eingezeichnet.

Schließlich findet SIE Nics Autopsiebericht und ER konfrontiert sie mit der Tatsache, dass sie offenbar Nic die Schuhe zumindest einmal (in Wirklichkeit jedoch lange Zeit) seitenverkehrt angezogen hat. Er verlässt dann den Raum, um in den Schuppen zu gehen, wo weitere Bilder von Nic liegen. Auf allen Bildern hat Nic die Schuhe verkehrt herum an. Die Tür öffnet sich, SIE schlägt ihn, *Bastard, Du verlässt mich!* schreiend. Sie beginnt, Sex mit ihm zu haben, ER sagt, er liebe sie, SIE glaubt das nicht und schlägt in einem Anfall von Zorn mit einem Holzklotz auf seine Hoden, bohrt ein Loch durch sein Bein und befestigt einen schweren Schleifstein daran.

Als ER aus seiner Bewusstlosigkeit erwacht, versucht er zu fliehen und versteckt sich, da er SIE nach ihm schreien hört, in einem alten Fuchsbau. Dort erwacht eine tote Krähe wieder zum Leben und beginnt zu schreien. Er schlägt diese tot und sie erwacht abermals zum Leben. Durch die ständigen Schreie kann SIE ihn schließlich finden. Es beginnt das letzte Kapitel des Hauptteils:

5) Chapter four: Die drei Bettler

Sie bringt ihn wieder zurück in die Hütte, er fragt, ob sie ihn töten wolle, sie antwortet, sie wolle ihn noch nicht töten. Erst dann, wenn die drei Bettler erscheinen, müsse jemand sterben.

Schließlich legt sie sich neben ihn, legt seine Hand noch einmal an ihr Genitale und schneidet sich danach mit einer Schere die Klitoris ab – auf seine Verstümmelung folgt ihre („*Gemüt – verstümmelt seinen Körper*"). Er erblickt die drei Bettler als Sternbilder. Kurz darauf betreten das Reh und der Fuchs das Zimmer, der Rabe/die Krähe krächzt unter dem Fußboden. Er schlägt mit dem Ellbogen auf den Holzboden ein, bis dieser zerbricht. Unten findet er den fehlenden Schlüssel für den Schleifstein, den er noch immer am Unterschenkel trägt. Und der Rabe/die Krähe kommt ins Zimmer. Es gelingt IHM, unter großen Schmerzen und nachdem er nochmals von ihr körperlich mit einer Schere attackiert wurde, die Achse des Schleifsteines aus seinem Bein zu ziehen, und schließlich erwürgt er SIE und verbrennt sie auf dem Scheiterhaufen.

6) Der Epilog

Endlich befreit, versucht ER, seinen Weg zurück in die Zivilisation zu nehmen, läuft mit einer Krücke und ernährt sich von Beeren. Bei einer solchen Rast erblickt er wieder die drei Tiere Fuchs, Rabe/Krähe und Reh – die drei Bettler – in durchscheinender Form. Als er sich umsieht, beginnen aus dem Tal viele Frauen ohne Gesichter zu ihm hochzusteigen und ihn zu umringen. Ende.

E) Weitere Bemerkungen

1) Der Prolog

Man kann den Prolog nicht isoliert betrachten, denn er steht in engem Zusammenhang mit dem Aufenthalt von IHR und Nic im vergangenen Jahr in Eden. Dennoch nimmt er eine von der sonstigen Handlung relativ abgesetzte Position ein – auch indem das, was geschieht, vorläufig als Causa gelten kann.
Zum Prolog gibt es einige Fragestellungen und ein paar Ungereimtheiten.

a) Die (hypothetischen) Quellen und ihre Verarbeitung – die Urszene, August STRINDBERG

Der Begriff „Urszene" stammt von Sigmund FREUD. Er gebraucht ihn in Zusammenhang mit seiner Deutung des Traumes, den der „Wolfsmann" hat.[5] Auch in diesem Traum ist es Winter, auch in diesem Traum öffnet

---

[5] „Aus der Geschichte einer infantilen Neurose", 1918

sich ein Fenster von allein. FREUDs Deutung, dass der Traum irgendwie die Beobachtung eines Sexualaktes zwischen den Eltern des „Wolfsmannes" widerspiegelt, passt zum Prolog von Lars VON TRIER.
Interessant ist dabei, was FREUD von der Wirkung der Urszene auf kleine Kinder denkt. Er spekuliert darüber, dass das Geschehen als gewaltvolles begriffen werden kann und darüber, dass dem Kind durch die Beobachtung des Verkehrs die Wirklichkeit der Kastration „bewiesen" wird. Beides - extreme Gewalt und Kastration - werden in Zusammenhang mit Sexualität im weiteren Verlauf des Films eine Rolle spielen, so als würden die Eltern an sich selbst die kindlichen Vorstellungen in die Tat umsetzen.
Im Film scheint mir tatsächlich die Abwendung Nics von der Beobachtung des Sexualaktes seiner Eltern und die Hinwendung zum Geschehen außerhalb des Hauses bedeutsam zu sein.

Aber man kann noch etwas weiter zurückgehen und dabei eine noch wahrscheinlichere Quelle ausmachen: August STRINDBERG, dessen Werke Lars VON TRIER nach eigenen Angaben sehr schätzt (BJÖRKMAN).
Im „Blaubuch" (Kapitel „Geheime Gesetze") berichtet STRINDBERG folgendes:

Die Frau [...] hatte sich einen Liebhaber genommen; und eines Tages, als sie allein sein wollten, hatten sie das Kind fortgeschafft, das Kind des Mannes. Das Kind war zum Fenster hinaus gegangen und lebte nicht mehr!
[...]
Als ich diese Geschichte hörte, mußte ich an Klein Eyolf denken, der zum Krüppel wurde, weil die Gatten allein sein wollten.
Und ich erinnerte mich in diesem Zusammenhang an einen Fall, der sich 1893 im Ausland zutrug. Da „fiel" ein Kind unter ähnlichen Umständen zum Fenster hinaus. Ob es „ging", weiß ich nicht, aber in solchen Fällen pflegt die Rhetorik einen Schleier über die Trauer zu ziehen.
Das ließ mich an eine weit zurückliegende Szene denken, die ich damals nicht verstand. Dem Kind war die Küche zum Aufenthaltsort angewiesen. Die Köchin liebte Kinder nicht --- ich kam heraus, um die Kleine zu suchen, aber sie war nicht in der Küche. Sie stand im offenen Treppenhaus, an einem offenen Fenster, vier

Treppen hoch, lehnte sich über das Geländer – ich glaube, ein Dämon hatte das Fenster geöffnet.
[...]
Was ist das? Gibt es geheime ewige Strafgesetze? Oder sind Verstand und Gefühl beim Kinde so entwickelt, daß es aus Entsetzen vor dem Geheimnisvollen, das die Eltern glauben verbergen zu können, von einem Schrecken vor dem Leben selbst ergriffen wird, wenn mit der Schöpferkraft zu ungehöriger Zeit gespielt wird.

Dass die Situation, die STRINDBERG beschreibt, der im Film ähnlich ist, kann kaum angezweifelt werden. Aber er stellt da noch einen Frage, die man sich kaum getraut zu stellen: „Fiel" das Kind oder „ging" es? Beim Ansehen des Films kann man sich diese Frage ebenfalls stellen, denn die Darstellung des Sturzes ist nicht eindeutig.

b) Ausgeglitten oder...?

Das Fenster ist von allein aufgegangen (vielleicht durch den Sog, den die Lüftung im Bad erzeugt hat, vielleicht durch einen Dämon, wie STRINDBERG vermutet hat). Nic hat seine Eltern beim Sex gesehen, hat sich abgewendet, ist auf den Tisch geklettert, hat die „drei Bettler" vom Tisch gewischt, ist vom Tisch ins offene Fenster gestiegen, auf dem äußeren Fensterbrett liegt Schnee. 00:04:13 zeigt, wie offenbar die Füße nach vorn wegrutschen, denn der Kopf bewegt sich nach hinten und unten. In 00:04:32 sehen wir ihn aber mit dem Kopf nach vorn unten fallen. Physikalisch wäre dieser Wechsel der Fallposition schwer erklärbar, aber die eine Variante könnte einen Unfall bedeuten, die zweite eher ein Sich-Fallen-Lassen. Nach vorn. In den weichen Schnee, weg von dem, was die Eltern da treiben.
Auch die Einstellungen nach dem Sturz zeigen Unterschiedliches: In 00:05:04 sieht man Spuren im Schnee des Fensterbrettes, die bis zur Vorderkante reichen und so für ein Ausgleiten nach vorn sprechen. In einer Rückblende (01:28:40) sieht man diese Spuren nicht. Obwohl es eine andere Perspektive ist, hätte man die Spuren eigentlich sehen müssen, wenn sie denn da wären.
Mit anderen Worten entspricht die Darstellung im Film der Unentschiedenheit von STRINDBERG, der sich die Frage von Fallen oder Gehen stellt.

Nun kann man wohl nicht die Möglichkeit in Betracht ziehen, dass ein dreijähriges Kind bewusst Suizid begehen könnte, denn es hat noch gar keine Vorstellung vom Tod. Aber da ist auf der einen Seite der weich erscheinende Schnee und die Stille seines Fallens – auf der anderen Seite die gar nicht ruhigen Eltern und der *Schrecken vor dem Leben* („*Gemüt - Beschwerden durch - Schreck*" oder „*Gemüt - Abscheu - allgemeiner*" - beides sehr spekulativ).

c) Wie konnte das geschehen?

Natürlich hätte das nicht passieren dürfen. War es eine Verkettung unglückseliger Umstände oder hat ein böser Dämon Nic den Weg in den Untergang gebahnt (wie STRINDBERG schrieb)?
Die Verkettung unglücklicher Umstände anzunehmen, ist natürlich der Weg, der alle Beteiligten schuldfrei aussehen lässt. Aber ist diese Annahme richtig? SIE - Nics Mutter - empfindet Schuld. Sie sagt, dass sie es hätte verhindern können, weil sie wusste, dass Nic das Absperrgitter aufmachen konnte (es sieht sogar so aus, als sei es nicht eingerastet gewesen).
Gegen Ende des Filmes werden wir dem Entsetzlichsten des ganzen Filmes begegnen, nämlich der Darstellung, dass SIE gesehen hat, wie Nic auf den Tisch stieg (in einer Rückblende bei 01:28:40) und nicht eingeschritten ist (in der ersten Darstellung bei 00:03:06 wird die Aufnahme an der entscheidenden Stelle unscharf).
Und ER? Die Distanz von der offenen Tür des Zimmers, in dem sich das Paar befindet, zum Tisch, auf den Nic klettert, beträgt offenbar wenige Meter. Und Nic fegt die metallenen Figuren namens Grief, Pain und Despair vom Tisch! Das macht ein Geräusch, das beide Eltern hätten hören müssen – und wahrscheinlich auch gehört haben.
Und was musste alles zusammenkommen, damit die Katastrophe geschehen konnte: Nic hatte gelernt, sein Bett zu überklettern, er konnte das zweite Absperrgitter öffnen (oder es war bereits offen), das Fenster war nicht verriegelt, das Babyphon stumm gestellt.
Lars VON TRIER ist diese Szene so wichtig, dass er sie zitiert: in „Nymph()maniac". Dabei wird die Schuldfrage noch deutlicher und betrifft ausschließlich Joe. Sie verlässt gar die Wohnung, um ihre sexuellmasochistischen Bedürfnissen zu befriedigen. Hier kommt das Kind nicht zu Tode, aber das ist nur Zufall – und letztendlich verliert Joe ihr Kind ja doch.

In beiden Fällen besteht der Konflikt zwischen der objektiv vorhandenen Verantwortung und den sexuellen Bedürfnissen. In beiden Fällen erfolgt die Entscheidung zu Lasten der Verantwortung. Eben das ist es, was auch STRINDBERG kritisiert hat.

Von wem die Initiative zum Sexualakt ausging, ist nicht wirklich zu klären. Es wird zwar im Film suggeriert, dass ER es war, aber das Geschehen ist nicht eindeutig. Am Anfang sehen wir, wie ER (noch trocken) den Wasserhahn aufdreht (00:00:15) und er scheint SIE anzublicken. Sie (schon nass) steht unter der Dusche und erwidert den Blick. Merkwürdig dabei ist, dass in diesen beiden Einstellungen beide ziemlich an der gleichen Stelle stehen – was aber geometrisch nicht sein kann – auch nicht, wenn man die Verwendung eines Spiegels annehmen sollte. Und wer hat mit welcher Absicht das Babyphon abgestellt?

Homöopathisch könnte man fragen, ob sich irgendwo der genannte Konflikt abbildet. So direkt ist das nicht der Fall.

„Gemüt – Verantwortung – Abneigung gegen" trifft es nicht wirklich, würde den genanntenKonflikt nicht ausdrücken.

„Gemüt – vernachlässigt – Kinder, ihre" wäre möglich, drückt aber den Konflikt ebenfalls nicht aus. Auch „Gemüt – Gleichgültigkeit, Apathie – Pflichten, gegenüber" ist nicht befriedigend.

Eine Angabe zu einem Konflikt, auf dessen einer Seite die Sexualität steht, gibt es: „Gemüt – religiöse Gemütsstörungen... – beschäftigt; zu sehr mit Religion – Sexualität; Konflikt zwischen den religiösen Idealen und der". Leider stimmt die andere Seite nicht: Es geht um Verantwortung, nicht um Religion in Konflikt mit Sexualität – wobei sich im Verlaufe des Films durchaus noch ein religiöser Aspekt herauskristallisieren wird. Überdies enthält die letztgenannte Rubrik nur ein einziges Mittel: Lilium tigrinum.

„Gemüt - Gleichgültigkeit, Apathie – Wohlergehen anderer; gegen das" oder einfach „Gemüt - Unaufmerksamkeit" wären weitere Möglichkeiten.

Eigentlich ist es aber noch schlimmer als es der vermutete Konflikt besagt: Nic wurde von IHR aktiv misshandelt. Dazu aber später.

d) Die drei Bettler

Das sind zunächst drei metallene Figuren, menschliche Gestalten darstellend, die mit „Grief", „Pain" und „Despair" beschriftet sind. Später werden ihnen Tiere entsprechen (Reh, Fuchs und Krähe) sowie entsprechende

Sternbilder auf einer Sternkarte. Reh, Fuchs und Krähe sind auch die Abbildungen auf einem Kinderspielzeug, das während des Sexualaktes im Prolog kurz zu sehen ist (00:01:27), wobei der Zuschauer beim erstmaligen Ansehen des Films an dieser Stelle noch nichts um die Bedeutung dieser Tiere weiß. Die Metallfiguren stehen auf dem Tisch, den Nic besteigen wird, bevor er aus dem Fenster fällt. Merkwürdigerweise sind sie in verschiedenen Einstellungen unterschiedlich angeordnet. Es ist unklar, was das bedeutet, ob es nur ein Anschlussfehler war oder tiefere Bedeutung hat. Jedenfalls sehen diese drei Figuren am Schluss - bevor sie Nic vom Tisch fegt - alle drei aus dem Fenster. Könnte es sein, dass Nic mit ihnen gespielt hat? Könnte es womöglich sein, dass SIE nur das gesehen hat und nicht die Lebensgefahr, in der Nic sich befand? Das ist mein Wunschdenken, das leider durch die Dramaturgie nicht gestützt wird. Wieso sich die drei Bettler bewegen, bleibt ungeklärt.

e) Die Waschmaschine

Bei 00:01:37 sehen wir in der Waschmaschine Wäsche verschiedener Farbe (bzw. in verschiedenen Grautönen). Am Schluss des Prologs (00:05:30) ist der Waschgang beendet, alle Wäsche weiß, das kopulierende Paar zum Höhepunkt gelangt und das Kind tot.
Ich habe eine merkwürdige Parallelstelle gefunden. Sie stammt aus dem Thomas-HARRIS-Roman „Das Schweigen der Lämmer". Dort steht an einer Stelle,

> ... dass der Rhythmus der Waschmaschine wie ein mächtiger Herzschlag war und das Strömen des Wassers das, was die Ungeborenen hören - unsere letzte Erinnerung an Frieden.

Frieden also. Nun, Nic hat seinen Frieden gefunden, im Tode, draußen, im weißen und weichen Schnee. SIE und ER werden hingegen nie mehr ihren Frieden finden.
Wenn man die HARRISsche Formulierung anwendet, deutet sich mit der Arbeit der Waschmaschine eine Regression an - in die Zeiten des Friedens, des Weißen, der Carcinosinie.
HAYER (S.7) sieht das (unabhängig von der Waschmaschine) ähnlich, wenn er den Prolog mit einem *paradiesischen Vorzustand* in Verbindung bringt.

Aber Weiß bedeutet nicht nur Frieden, sondern auch Unschuld. Unschuld kann wiederum nur auf Nic bezogen sein. Und schließlich ist in manchen Weltgegenden Weiß auch die Farbe der Trauer. Um Trauer, Schuld und was daraus resultieren kann, wird es im weiteren Verlauf gehen.

e) Die Musik

Die Darstellung so ziemlich des Schrecklichsten, was Eltern geschehen kann, unterlegt Lars von Trier mit einer wunderschönen Musik[6] und großartigen Bildern. Das entfaltet einen Sog, dem man sich kaum entziehen kann, der einen aber durch den Gegensatz zum furchtbaren Inhalt dieser Bilder fast zerreißt. Es muss die Frage gestellt werden, ob der Text der Musik etwas zum Verständnis der Handlung beitragen kann oder ob es sich nur um ein dramaturgisches Mittel handelt, um dieses Gefühl des Zerreißens zu erzeugen.

Die deutsche Übersetzung (www.songtexte.com) enthält folgende Formulierungen (ohne Wiederholungen):

Laß mich mein grausames Schicksal beweinen
und seufzen um meine Freiheit
Möge die Trauer die Ketten zerbrechen von meinem Leiden
Ich bete um Gnade.

Ja, dieser Text kann etwas beitragen. Man kann ihn lesen aus der Warte Nics und aus der Warte von IHM und IHR. Über Nic wissen wir an dieser Stelle noch nicht viel, auch wenn man sehen kann, dass seine Schuhe verkehrtherum vor dem Bett stehen. Dass er dergestalt misshandelt wurde, erfahren wir erst später. Und misshandelt zu werden, ist für ein Kind in der Tat ein grausames Schicksal.
Was IHN und SIE anbelangt, so wäre es wahrscheinlich gut gewesen, wenn beide mehr geweint und sich ihrer Trauer hingegeben hätten. Das hätte sie vielleicht in der Tat befreien können. So wie sich die Handlung weiterentwickelt, wird es aber für beide keine Gnade geben.

Homöopathisch: Nic

Auch wenn das ziemlich viel Spekulation enthält, sei hier ein Versuch einer Repertorisation von Nic vorgestellt, der nur auf wenigen Rubriken beruht

---

[6] HÄNDEL: "Lascia ch'io pianga", aus der Oper „Rinaldo"

(und, wie ich meine, dem Geschehen auch nicht wirklich gerecht wird). Insbesondere die Rubrik Nr. 5 halte ich für sehr fragwürdig. Aber im Lichte dessen, was ich von STRINDBERG zitiert habe, sollte man diese Möglichkeit doch entfernt ins Auge fassen, auch wenn es kein bewusster Suizid gewesen sein kann (ich erwarte hier heftigen Widerspruch, denn das, was ich gerade geschrieben habe, ist an der Grenze des Denkbaren – auch für mich).

1	Gemüt - Beschwerden durch - Mißbrauch, Mißhandlung; nach	56
2	Gemüt - Neugierig	39
3	Gemüt - Beschwerden durch - Schreck	86
4	Gemüt - Abscheu - allgemeiner Abscheu	64
5	Gemüt - Suizidneigung; Neigung zum Selbstmord - stürzt sich - Tiefe, in die	27

	acon.	aur.	lach.	lyc.	hyos.	arg-n.	puls	sep.	stram.
	5/9	5/9	5/8	5/8	5/7	4/9	4/7	4/7	4/6
1	3	1	2	1	?	3	1	3	1
2	1	1	1	1	1	-	1	1	-
3	3	2	2	3	2	2	3	2	2
4	1	1	2	2	1	2	2	1	1
5	1	4	1	1	1	2	-	-	2

Dass wir hier Aurum unter den ersten Mitteln finden, ist doch interessant. Kann ein Kind bereits Aurum benötigen? Kann die Verzweiflung eines Kindes schon so groß sein? Diese Repertorisation ist mit so vielen Fragen behaftet, dass der Leser sie getrost streichen kann. Ich selbst war sehr im Zweifel, ob ich sie hier abdrucken will.

Eine Repertorisation von IHR und IHM wäre an dieser Stelle verfrüht. Dafür wissen wir noch zu wenig.

2) Die Haupthandlung

a) Eden

Wie bereits geschrieben, wird ER zu IHREM Therapeuten. Dass sich das mit der persönlichen Beziehung überschneidet und daher sehr gefährlich ist, wurde bereits erwähnt.
Im dieser Therapie fragt sie ihn, wie es mit ihrer seelischen Situation wohl weitergehen werde, worauf er antwortet, als nächstes käme Angst. Soweit ich die psychotherapeutische Literatur kenne, kann zwar Angst im Trauerprozess auftreten, dass aber er die Angst als nächste Phase voraussagt, ist so nicht richtig – womöglich eine sich selbst erfüllende Prophezeiung, denn bei ihr tritt dann tatsächlich Angst auf. Er bittet sie, eine Angstpyramide zu zeichnen, und sie kann eine Angst gut formulieren: die Angst vor den Wäldern (00:24:14). Diese präzisiert sie noch mit dem Wort „Eden".
Bei Ängsten ist eine beliebte verhaltenstherapeutische Form der Therapie die Konfrontation, weshalb das Paar nach Eden aufbricht.
Warum heißt diese Hütte im Wald eigentlich Eden? Offenbar war es für die beiden in der Vergangenheit ein Ort, an dem alles gut war, so wie eben im Garten Eden. Die Vorstellung, es gebe einen Ort und eine Zeit, wo und wann alles gut war, kann man als zutiefst romantisch bezeichnen (WILBER nennt sie tatsächlich die romantische Vorstellung von der Bewusstseinsentwicklung). Leider (man könnte auch sagen: glücklicherweise) sind aber solche Vorstellungen nichts als unerfüllbare romantische Sehnsüchte, denn dieser perfekte Ort und diese perfekte Zeit sind nur durch eine tiefe Regression wieder zu erreichen, eine so tiefe Regression, dass wir uns als Ich auflösen, denn im Garten Eden gab es noch kein Ich.
Auf der Zugfahrt dorthin versetzt ER SIE in eine leichte Trance und lässt sie den Fußweg nach Eden imaginieren – ähnlich wie in der katathymimaginativen Psychotherapie. Allerdings würde man sein direktives Eingreifen dort eher als Fehler betrachten.
Merkwürdigerweise funktioniert der Eintritt nach Eden ziemlich angstfrei. Eden (der Garten Eden) ist der Zustand des unbedingten Aufgehobenseins, des Verschmolzenseins mit der Umgebung. Aber vor Eden besteht bei ihr eigentlich Angst. So versucht er, diese Angst hervorzurufen, indem er ein

Verschmelzungserlebnis initiiert: Er sagt, sie solle sich in der Vorstellung in das Gras legen und mit dem Grün verschmelzen.
Nach dieser Verschmelzung im „Eden"-Zustand haben wir alle Sehnsucht, aber wir haben auch Angst davor. Bei IHR scheint die Angst vor „Eden" zu überwiegen. Daher müsste ihr die von IHM induzierte Verschmelzung eigentlich große Angst machen, was aber nur ansatzweise so ist.
Mir scheint es überdies zweifelhaft, eine solche Regression bei jemandem mit einer solch fragilen Psyche zu initiieren (weiter unten werde ich eine Borderline-Störung vermuten, wo ein solches Vorgehen zumindest anfangs ziemlich kontraindiziert wäre).
Das Experiment gelingt weitgehend angstfrei. Im Film wird das so dargestellt, dass SIE im Gras liegend tatsächlich grün wird, durchsichtig wird und fast verschwindet – in der perfekten regressiven Verschmelzung verschwinden wir tatsächlich als Person. Wir werden einfach grün!
Miasmatisch spreche ich an dieser Stelle natürlich von der Carcinosinie, von ihrer Anziehungskraft und unserer Angst gerade vor dem, was uns anzieht.
Homöopathisch muss hier unbedingt die Rubrik *„Verschmelzen mit der Umgebung"* angewandt werden. Da finden wir neben den Hauptmitteln Anhalonium und Cannabis indica mit Carcinosinum, Hydrogenium, Lac caninum und Lac maternum vor allem carcinosinische Mittel, aber auch Stramonium, was mich bestärkt, meiner Spur der Nachtschattengewächse weiter zu folgen.

Eden ist aber nicht nur der frühere Zustand des Verschmolzenseins, es ist auch ein Ort jenseits unserer Welt (jenseits der Welt, die mit dem Namen „Seattle" oder einem jeden anderen Namen eines Ortes bezeichnet werden kann).
Sie müssen mit dem Zug fahren, dann noch ein Stück mit dem Taxi und schließlich noch eine Weile wandern.
Kurz vor dem Überschreiten der Grenze nach Eden hat SIE das bereits erwähnte Gefühl, dass der Boden brennt und ER sieht das Reh.
Der zweite Teil der Haupthandlung heißt „Pain" (Untertitel „Chaos reigns") und beginnt unmittelbar nach der entsprechenden Einblendung.
Das Überschreiten der Grenze wird sehr deutlich in Gestalt einer Brücke, bei deren Überquerung SIE Angst bekommt. Sie kann diese Angst nur überwinden, indem sie einfach losrennt. IHM hingegen scheint dieser

Übergang, diese Grenze von unserer Welt zu einer anderen, nicht klar zu sein. Keiner von beiden wird nochmals über diese Brücke gehen.

Es gibt im Film verschiedene Anhaltspunkte dafür, dass es sich hier um eine Anderwelt handelt:
Da wäre erstes der zeitliche Ablauf: Nics Tod war im Winter. Als ER SIE im Krankenhaus besucht, ist ein Monat vergangen. Es mag sein, dass sie danach noch einen Monat im Krankenhaus lag; es mag auch sein, dass die beiden womöglich einen Monat zusammen in ihrer Wohnung waren (für einen längeren Zeitraum besteht kein Anhalt). Wenn sie also drei Monate nach Nics Tod nach Eden aufgebrochen sind, würde das bedeuten, dass es sich um spätestens Juni handelt. Und doch fallen an jenem Ort schon in der ersten Nacht die Eicheln auf das Dach. Gleichwohl ist diese Argumentation schwach, denn es könnte sich auch um einen längeren Zeitraum zwischen Nics Tod und dem Aufbruch nach Eden handeln.
Weiter wendet Lars VON TRIER technische Tricks an, in deren Folge optische Verwerfungen zu sehen sind, die es in unserer Welt nicht gibt. Hinzu kommen andere Elemente des Horrorfilms, bedrohliche Geräusche, bedrohlich wirkende Nahaufnahmen aus der Natur, die im Zuschauer Zweifel erzeugen, ob es sich hier noch um unsere Welt handelt.
Natürlich ist der Garten Eden nicht von unserer Welt, aber hier scheint es sich eher um einen Ort zu handeln, der dem Garten Eden diametral entgegengesetzt ist.
Im Verlaufe der Handlung findet ER auf dem Dachboden unter anderem eine Sternkarte mit den drei Sternbildern („The three beggars") Pain, Despair und Grief. Diese Sternbilder gibt es an unserem Firmament nicht.
Nicht nur ein sprechender (und sich selbst verschlingender) Fuchs und eine nicht zu tötende Krähe verweisen darauf, dass wir uns in einer Zone befinden, die nichts mit der Alltagswelt zu tun hat, sondern auch die Tatsache, dass sich diese Tiere zusammen mit dem Reh zur Ankündigung des Todes eines der Protagonisten in der Hütte versammeln (und, wie in einer Rückblende zu sehen sein wird, auch beim Sturz Nics anwesend waren, zumindest das Reh). Und es gibt noch ein paar andere Merkwürdigkeiten an diesem Ort, von denen ich später schreiben werde.
Erstaunlicherweise scheinen aber ER und SIE kaum etwas von diesen Absonderlichkeiten zu spüren, was mich dazu bringen könnte, die Rubrik „*Gemüt - Traum, wie in einem*" zu verwenden - bei beiden Protagonisten.

Anders als im biblischen Eden scheint es sich bei diesem Ort eher um einen bösen Ort zu handeln. Das beginnt mit den Zecken, die sich an SEINER Hand festgesaugt haben und endet mit der Eskalation der Gewalt zwischen den beiden Menschen. Mit Eden hat dieser Ort aber gemeinsam, dass die beiden vollkommen allein dort sind, mitten in der Natur, ohne direkte Verbindung zur Zivilisation (die es im mythischen Garten Eden ja noch nicht gab)[7].

Am Morgen nach der Ankunft in Eden versucht ER eine Art Konfrontationstherapie. Das bedeutet, die Patientin eben der Situation auszusetzen, vor der sie Angst hat: Er bittet SIE, durch das Gras von einer Stelle zur anderen zu gehen. Für sie ist das mit großer Angst verbunden, deren Quelle vom Zuschauer nicht identifiziert werden kann. Klar ist aber, dass es eine bedeutende Verschlimmerung gegeben haben muss, denn in der Imagination war es ihr noch möglich, sich ohne Angst ins Gras zu legen und mit der Umgebung zu verschmelzen. Am Vortag hatte sie zwar das Gefühl, der Boden würde brennen, konnte aber immerhin weitergehen. Erst an der Brücke musste sie rennen.

Wenn wir auch den Grund dieser plötzlichen Verschlimmerung der Angst nicht kennen, ist jedoch der Zeitpunkt dieser Verschlimmerung sehr wahrscheinlich derjenige, zu dem sie die Brücke überqueren will, die „Eden" und den Rest der Welt verbindet. Eine alternative Erklärung wäre eine iatrogene Schädigung, die vielleicht durch das Verschmelzungserlebnis ausgelöst wurde (das er ja induzierte, als er schon von der Angst vor den Wäldern wusste). Wie auch immer: Diese Angst bleibt rätselhaft. Und rätselhaft bleibt, was sie mit dem Tod Nics zu tun hat.

Am nächsten Morgen ist alles gut (scheint alles gut zu sein). SIE meint, sie sei geheilt, sie kann angstfrei im Bach herumspringen (keiner von beiden überquert aber die Brücke wieder in Richtung der Alltagswelt). Sie ist ihm dankbar und freut sich, dass er bei ihr ist (am Vortag hatte sie noch ge-

---

[7] Das ist etwas anders als in „Melancholia". Auch dort geht es um einen Bereich jenseits der gewohnten Welt (ebenfalls ist dort die Grenze zwischen den Welten durch eine Brücke symbolisiert). Anders als in „Antichrist" ist jene Grenze aber keine zivilisatorische, denn die Zivilisation bleibt bis fast ganz zum Schluss erhalten, bis dahin, als sich John selbst tötet und sich die drei verbliebenen Personen am Ende in einer „magischen Schutzhöhle" jenseits von aller Zivilisation wiederfinden, für wenige Augenblicke ganz auf sich geworfen.

meint, er hätte nicht mitkommen sollen, hat ihm gar gedroht). Homöopathisch sollten wir an dieser Stelle die Wechselhaftigkeit des psychischen Zustandes verwenden.

ER kann sich nicht so recht mit ihr freuen, was zwei Gründe haben mag: Erstens ist er ein erfahrener Therapeut und weiß, dass Änderungen Zeit brauchen. Eine solch schnelle Heilung ist in einer Therapie eher unwahrscheinlich. Das muss ihn skeptisch über den Bestand dieser Heilung machen.
Es könnte noch einen zweiten Grund geben: Er hat die Bilder von Nic gesehen und könnte bereits an dieser Stelle bemerkt haben, dass Nic immer die Schuhe verkehrt herum an hatte. Ob ihm das zu diesem Zeitpunkt mit allen Konsequenzen bewusst ist, möchte ich aber bezweifeln.
Und schließlich kann es auch sein, dass er sich tatsächlich nicht mit IHR freuen kann, weil er innerlich in Distanz zu ihr ist.
SIE beschwert sich über seine mangelnde Begeisterung ob ihrer Fortschritte.
In den nächsten Einstellungen sehen wir die beiden getrennt. Er begegnet dem Fuchs, der sich selbst zerfleischt und dabei die Worte „Chaos regiert" spricht. Es beginnt das Kapitel „Despair". Bei dem, was in der Folge geschieht, kann man kaum noch von Therapie sprechen, auch wenn es noch ein therapeutisches Rollenspiel gibt, in dem ER für die Natur steht und SIE rationales Denken anwenden soll. Das bringt uns zu der Frage nach der Rolle, die die Natur in dem Film spielt. Es ist eine bedeutende.

b) Die Natur

Der Ort Eden ist fast pure Natur. Es gibt eine Holzhütte, aber kein Wasser, keinen Strom und ein Handynetz wird wohl auch nicht vorhanden sein. In der Nähe sind keine anderen Menschen und es gibt auch keine sonstigen Annehmlichkeiten des Lebens. Man sieht IHN einmal mit einem Glas Rotwein, aber das ist alles. Mit anderen Worten sind die beiden ganz mit sich selbst und/oder miteinander allein.
Man kann sich unter einem solchen Ort im Wald leicht ein Idyll vorstellen, aber das ist es hier nicht. Sie hat ja ihre Angst vor den Wäldern und er erfährt auch gleich nach der ersten Nacht die widerliche Seite der Natur in Form von Zecken an der Hand.

Diese gnadenlose und zerstörerische Seite der Natur wird mehrfach illustriert: das Reh, das ein totes Kitz zur Welt bringt, der Fuchs, der sich selbst zerfleischt, der aus dem Nest gefallene Jungvogel, dessen sich sofort Ameisen annehmen, bevor er dann von einem Raubvogel (womöglich einem eigenen Elternteil) gefressen wird.
Ich bin erinnert an Werner HERZOGs Worte über den Dschungel[8]:

Natürlich fordern wir die Natur heraus. Und sie schlägt zurück, sie schlägt einfach zurück. [...]
Die Natur hier ist gemein und niederträchtig, Ich sehe darin nichts Erotisches. Ich sehe nur Unzucht, ein Ersticken und Erwürgen, den Kampf ums Überleben, das Wachsen. Und das Verrotten. Gewiss gibt es viel Elend, aber das Elend ist gerade hier um uns. Die Bäume hier sind im Elend und die Vögel auch. Sie singen nicht, sie schreien vor Schmerz. Wenn man genau hinsieht, entdeckt man eine Art von Harmonie. Die Harmonie von überwältigendem, kollektiven Mord. Aber ich sage all das voll Bewunderung für den Dschungel. Ich hasse ihn nicht. Ich liebe ihn. Ich liebe ihn sehr. Aber ich liebe ihn wider mein besseres Wissen.

Die Natur macht es vor, und die beiden Menschen werden es nachmachen, wenn auch in anderer Form: gegenseitige Zerstörung.
Sie sagt in einer für mich zentralen Szene folgendes (als sie vom vergangenen Sommer mit Nic in Eden spricht):

Damals fielen auch immer Eicheln auf's Dach. Sie fielen und fielen und starben und starben. Und ich erkannte, dass alles, was mir bisher am Leben so wunderschön vorkam, womöglich häßlich ist. Und jetzt hörte ich, was ich vorher nicht hören konnte: Das Weinen und Schreien von all den Dingen, die sterben müssen.

Das erinnert mich an eine ganz andere Literaturstelle (und bin mir – anders als bei der erwähnten STRINDBERG-Stelle – nicht sicher, ob VON TRIER sie gekannt hat und sich bewusst darauf bezieht):

---

[8] Aus dem Film „Mein bester Feind", zitiert nach den deutschen Untertiteln.

Nein..., ich erinnere mich ganz deutlich, daß mir eine Pflanze zuerst das Unglück der ganzen Erde bekannt gemacht hat, seitdem verstehe ich erst die Seufzer und Klagen, die allenthalben in der ganzen Natur vernehmbar sind, wenn man nur darauf hören will; in den Pflanzen, Kräutern, Blumen und Bäumen regt und bewegt sich schmerzhaft nur eine große Wunde, sie sind der Leichnam vormaliger herrlicher Steinwelten, sie bieten unserem Auge die schrecklichste Verwesung dar.
Ludwig TIECK: „Der Runenberg"

Diese beiden Stellen sind sich durchaus ähnlich. Ähnlich auch zu „Melancholia", als Justine davon spricht, dass das Leben auf dieser Erde alles andere als gut sei. Und in „Melancholia" wird es dann tatsächlich vernichtet – was bleibt, sind Steinwelten ohne Leben, die sich umeinander und um sich selbst drehen, manchmal aufeinandertreffen und sonst nichts. Wie es SCHOPENHAUER sagte:

Im unendlichen Raum zahllose leuchtende Kugeln, um jede von welchen etwan ein Dutzend kleinerer, beleuchteter sich wälzt, die inwendig heiß, mit erstarrter, kalter Rinde überzogen sind, auf der ein Schimmelüberzug lebende und erkennende Wesen erzeugt hat – dies ist die empirische Wahrheit, das Reale, die Welt.

SIE hat nicht Angst vor der Natur als solcher. Sie hat Angst vor der lebenden Natur.
Denn im Leben regiert – wie es der Fuchs sagt – das Chaos. STRINDBERG irrt, wenn er in dem oben zitierten Kapitel meint, es gebe ewige Strafgesetze. Nein: *Chaos reigns.* Da kommt es vor, dass man sich sexuell vereinigt und zur gleichen Zeit das Kind stirbt. Man kann nach Gründen suchen, aber man wird oft genug keine finden und stattdessen die Schuld bei sich oder anderen vermuten. Vielleicht lässt sich die Vorstellung der eigenen Schuld leichter ertragen als die Vorstellung, dass solche und andere Sachen einfach so passieren.
Und wenn wir uns noch so beobachten, um die kleinsten Anzeichen von Krankheit zu bemerken (wie Lars VON TRIER), wenn wir zu allen Vorsorgeuntersuchungen gehen, gesund leben und SPORT treiben, irgendwann bekommen wir doch Krebs oder eine andere Krankheit und irgendwann ster-

ben wir. Auch wir gehören zu den Dingen, die sterben müssen, auch wir weinen und schreien – wenn auch meist nur im Unbewussten, weil wir ein paar Abwehrstrategien entwickelt haben. Dennoch ist der Tod ein Skandal[9].
Wenn es wirklich diese existenzielle Angst ist, die SIE empfindet, dann ist ihr kaum zu helfen. Nun gut, wir kennen als Homöopathen ein Mittel eben hierfür: Arsenicum album. Ich muss sagen, dass ich nicht verstehe, wieso das helfen kann – aber es hilft. Die Angst kann durch Arsenicum album verschwinden. Damit will ich aber nicht sagen, dass SIE insgesamt Arsenicum album bräuchte.

c) Hexen

Hexen sind Grenzgänger. Nach Hans Peter DUERR ist die Hexe die Hagasuzza, die auf dem Zaun sitzt, der Natur und Kultur scheidet.
SIE wollte über Hexen schreiben und ging dafür in die Natur - nach Eden. Und dort passierte etwas Eigenartiges mit ihr: Die intellektuelle Beschäftigung wich einer anderen Art der Sichtweise. Von außen, vom Standpunkt der Kultur und des urbanen Lebens ist alles klar: Hexen waren kluge Frauen, die viel von Pflanzenheilkunde wussten, die dazu tendierten, ihre Sexualität zu leben, die anderen Frauen in schwierigen Lebenssituationen beistanden (die Hebamme etwa steht der Hexe ziemlich nahe). Es war ein Verbrechen, Hexen zu verbrennen. Die Leute (die Männer), die das taten, waren schwer psychisch gestört oder/und eben Verbrecher.
Ja, das wissen wir alles. Wozu brauchen wir eigentlich eine neue Dissertation zu diesem Thema? SIE hat diese Dissertation begonnen, konnte sie aber nicht beenden, weil sich das Thema in ihr verändert hat - weil das Thema sie verändert hat. Es wurde zu etwas Persönlichem. Wahrscheinlich ist sie irgendwann in Resonanz gekommen zu dem, worum es bei dem Hexen-Thema eigentlich geht: um die Grenze und den Widerspruch zwischen

---

[9] Vielleicht wehrt Justine in „Melancholia" diesen nahezu unendlichen Skandal - den Skandal des Unterganges <u>allen</u> Lebens – dadurch ab, dass sie den Tod herbeisehnt wie einen Liebhaber.
CAMUS schrieb, dass das einzige wirkliche Problem der Philosophie der Suizid ist. Warum töten wir uns nicht, wenn wir wissen, dass wir sterben müssen? John in „Melancholia" tut es, was man als Feigheit, aber auch als Auflehnung gegen das Schicksal begreifen kann.

Natur und Kultur, Wildnis und Zivilisation. Subjektiv mag das, was dann passiert, als Besessenheit oder Psychose imponieren. Und in der Tat gab es schon im vorigen Sommer, als SIE mit Nic allein in Eden war, psychotische Zeichen. So hatte sie eine ausgewachsene Halluzination, indem sie das Schreien eines Kindes hörte, meinte, es sei Nic und überall nach ihm suchte. Ihre Schrift in dem Buch mit ihrem Hexen-Text zerfaserte immer mehr und löste sich schließlich auf. Und bei dem Aufenthalt mit IHM, um den es eigentlich geht, gibt es auch ein paar Dinge, die durchaus psychotischer Natur sein könnten. Aber es muss keine Psychose sein, sondern es kann auch damit zu tun haben, dass SIE mit Regionen ihres Inneren konfrontiert wurde, die sie bisher nicht gekannt hatte, die ihr also fremd sind und mit denen sie nicht wirklich umgehen kann. Die Abwehr kann diese Regionen dämonisieren und so Schuldgefühle erzeugen. Und wenn es sich auch noch um spezifisch Weibliches handelt, dann kann daraus die Schlussfolgerung entstehen, dass das Weibliche dem Bösen zugeordnet werden muss - von der Haltung her ganz ähnlich jener der Hexenverfolger.

Mit anderen Worten fand bei IHR in jenem Sommer wahrscheinlich eine Infiltration und Infektion mit Ideen statt, die dann vielleicht das Gefühl der Besessenheit erzeugt hat. Als sie jetzt mit IHM zusammen in Eden ist, gipfelt das dann in ihrer Aussage: *Die Natur ist Satans Kirche.*

Von der Homöopathie her muss ich bei diesen Grenzgänger-Phänomenen wiederum ganz stark an die Nachtschattengewächse denken. Bei den Nachtschattengewächsen geht es um die Grenze zwischen der menschlichen Zivilisation und der Wildnis sowie deren Überschreitung (die Brücke im Film ist Symbol für diese Grenze). Und es geht auch um den Übergang zwischen geistiger Gesundheit und Wahnsinn.

Beispielsweise gibt es sogar visuelle Ähnlichkeiten zwischen dem Film „Antichrist" und dem Film „Belladonna" von Herman DE VRIES, in dem eben diese Grenze überschritten wird[10].

SIE scheint Probleme mit dem zu haben, was da im vorigen Jahr mit ihr passiert ist. Und das ist noch nicht vorbei. Es ist schlimmer geworden durch Nics Tod (und wahrscheinlich auch durch die Therapie).

---

[10] Vergleichen kann man auch mit Buch und Film „Shining". Im Film von KUBRICK wird der Übertritt von der Zivilisation in die Wildnis durch die Fahrt der Familie in die Berge sehr deutlich. Und wie bei „Antichrist" gibt es kein Zurück mehr – jedenfalls nicht für alle. In „Shining" geht es um Nachtschatten, insbesondere um Stramonium.

Es ist wohl nicht ganz falsch, wenn ER schließlich an die Spitze IHRER Angstpyramide „Ich" schreibt.

d) Nics Misshandlung

Es wurde schon mehrfach angedeutet: In jenem vergangenen Sommer hat SIE Nic misshandelt, indem sie ihm regelmäßig die Schuhe seitenverkehrt angezogen hat. Dadurch ist, wie der Obduktionsbericht zeigt, bereits eine Deformation der Füße entstanden. Diese Praxis hat sie offenbar beibehalten, denn auch im Prolog stehen die Schuhe verkehrt herum vor Nics Bett. Es stellt sich die Frage, warum sie das tat und was das bedeutet. Es gibt mehrere mögliche Antworten:

1) Andere Menschen zu quälen, befriedigt SIE irgendwie, d.h. sie ist sadistisch veranlagt. Dabei handelt es sich offenbar nicht um einen sexuellen Sadismus. Mir scheint diese Hypothese nicht zuzutreffen.

2) Sie spricht davon, dass sich Nic in jenem Sommer immer weiter von ihr entfernt habe (00:52:10). Es wäre vorstellbar, dass das falsche Anziehen der Schuhe in faktischer wie in symbolischer Hinsicht bedeutet, dass er nicht gut laufen kann, sich also auch nicht gut von ihr entfernen kann. Dass Trennung für Sie ein existenzielles Problem ist, das geeignet ist, sie nahezu zu vernichten, werden wir noch sehen.

3) Oben wurde bereits angenommen, dass SIE sich in ein Ideengebäude hineingezogen gefühlt hat, in dem es um Besessenheit, Teufel, Hexen, sinistre Praktiken und Ähnliches geht. Es könnte sein, dass das falsche Anziehen der Schuhe hiermit zu tun hat: Als Schutz vor den negativen geistigen Einflüssen, als Schutz vor Besessenheit.
Die Praxis des falschen Anziehens der Strümpfe oder anderer Kleidungsstücke ist als magischer Schutzzauber nachweisbar. (Handwörterbuch des deutschen Aberglaubens, Stichwort „Strumpf")[11].

---

[11] Es könnte noch eine weitere, harmlose (nicht für das Kind) Erklärung geben: Beim kindlichen Sichelfuß war es verbreitete Praxis, dem Kind die Schuhe verkehrt herum anzuziehen (teilweise bis heute). Dafür gibt es aber im Film keinerlei Hinweise.
Eine weitere Assoziation möchte ich noch erwähnen. In dem Cranach-Bild, das auf der vorderen Umschlagseite dieser Ausgabe zu sehen ist, scheint irgend etwas mit dem lin-

Bei den letzten beiden Erklärungen (wenn wir die erste einmal streichen wollen) ist evident, dass SIE auf die Tatsache, dass sie ihrem Kind damit weh tut, keine Rücksicht genommen hat. Daraus muss beim Zuschauer eine negative Haltung ihr gegenüber resultieren.
Und diese negative Haltung musste auch ER zwangsläufig einnehmen, als er den Obduktionsbericht mit den Fotos, auf denen Nic die Schuhe verkehrt angezogen hat, in Verbindung brachte. Zunächst schweigt er, als SIE aber den Obduktionsbericht entdeckt (01:09:36), konfrontiert er sie, indem er ihr eines der Fotos zeigt, worauf sie zunächst ganz locker reagiert (*Das stimmt, wie merkwürdig. Ich muss mit den Gedanken woanders gewesen sein.* - 1:10:45). Er verlässt die Hütte und geht in den Schuppen und sieht sich noch einmal die anderen Fotos an.
Man muss sich an dieser Stelle auch fragen, wieso ER das alles jetzt erst bemerkt. Hat er in dem halben Jahr zwischen dem Aufenthalt in „Eden" und Nics Tod sein Kind nie angesehen? Womöglich war er tatsächlich so distanziert, wie SIE ihm am Anfang vorwirft.

e) Die Explosion der Gewalt

Was dann geschieht, habe ich bereits beschrieben. Die Frage ist, warum es geschieht. Die Gewalt geht von IHR aus und steht in unmittelbarem zeitlichen Zusammenhang mit SEINER indirekten Eröffnung, dass ER weiß, dass wahrscheinlich SIE an den deformierten Füßen Nics Schuld hat – nicht nur, wie sie sich selbst zum Vorwurf macht, an seinem Tod. Offenbar ist das für sie schwer auszuhalten. „*Gemüt - Beschwerden durch – Tadel*", „*... Verachtung*" und ähnliches sind mögliche Rubriken. Lediglich mit dieser Begründung kann man sich aber die Form dieser extremen Gewalt nicht vorstellen. Schon eher vorstellbar wäre, dass sie Ihn erschlägt, weil er um ihr Geheimnis weiß.
Für jene Art von Gewalt, die wir im Film sehen, ist eine weitere Begründung nötig. Sie gibt diese Begründung selbst in dem Moment, als sie den Schuppen betritt und Ihn schlägt. Es sind die Worte *Du Bastard! Du verlässt mich.* Das ist die größte Angst bzw. sogar Wahnidee, die SIE hat, nicht, wie ER gerade noch vermutete, die Angst vor sich selbst.

---

ken Fuß der dargestellten Figur nicht zu stimmen. Fast könnte man meinen, dass sie einen rechten Schuh am linken Fuß trägt.

Ich erinnere an die eben angeführte Hypothese, dass sie deshalb Nic die Schuhe verkehrt herum anzog, um nicht von ihm verlassen zu werden. Bei IHM sind drastischere Maßnahmen erforderlich – eben ein Schleifstein am Bein. So kann er nicht weglaufen. Ihre Angst, verlassen zu werden, muss extrem ausgeprägt sein, wenn sie zu solchen Mitteln greift. Dahinter kann man eine sehr tief greifende frühe Störung vermuten. Mit anderen Worten geht es an der Wurzel um ein carcinosinisches Problem.

Für die aktuelle Situation hingegen kommen neben verschiedenen Gewalt-Rubriken die Furcht vor Einsamkeit und die „*Wahnidee - verlassen, aufgegeben worden...*" zu sein in Betracht – wie auch ein paar ähnliche Rubriken.

Warum aber der Schlag gegen die Hoden? Zunächst einmal, um ihn außer Gefecht zu setzen. Möglicherweise gibt es aber einen weiteren Grund und möglicherweise ist das der gleiche Grund, aus dem SIE sich schließlich selbst genital verstümmelt:

f) Die Bedeutung der Sexualität

Was wir im Prolog sehen, ist schön: Ein Paar, das körperlich vereinigt ist. Schöne Bilder, glückliche Gesichter. Nur führt eben das dazu, dass ihr Kind stirbt. Und schließlich stellt sich heraus, dass zumindest SIE hätte einschreiten und das Kind retten können. Sexualität ist nicht mehr nur schön, sondern auch gefährlich und man kann bis dahin kommen, dass man sie als böse wahrnimmt. Wenn meine Begierde dafür verantwortlich ist, dass Schlimmes geschieht, dann ist diese Begierde selbst schlimm.

Aber das ist noch nicht alles. Was wir im Film an weiteren sexuellen Handlungen sehen, ist zumeist nicht mehr schön, sondern dient irgendwie nur noch der Spannungsabfuhr und Angstreduktion. Und eine dämonische Seite ist immer stärker zu spüren.

Man kann sich durch Sex des Anderen versichern. Man kann auch tatsächlich ein Verschmelzungserlebnis haben, aber dennoch ist beides nur passagerer Natur. Sex kann nicht heilen, kann uns nicht dauerhaft das geben, was fehlt: zum Beispiel die Sicherheit und Aufgehobenheit in der Liebe eines Ichs zum Du. Sex kann abhängig machen (was uns in „Nymph()maniac" eindringlich gezeigt wird), Liebe kann uns befreien.

Vielleicht ist das Problem zwischen Ihr und Ihm, dass die Liebe fehlt. Erinnern wir uns: Mit den Worten *Du verlässt mich!* schlägt SIE auf ihn ein, um gleich darauf zum Sex überzugehen. Dabei sagt er *Ich liebe dich* und sie mehrfach *Das glaube ich dir nicht!*
Und dann kommt der Schlag in die Hoden. Der Sex sollte wieder einmal ein Versuch sein, sich SEINER zu versichern – gerade bei dem Verdacht, dass er sie verlassen wolle. Mir scheint, dass SEINE Beteuerung, SIE zu lieben, in der Tat anzuzweifeln ist. Hätte er das nicht gesagt und sie nicht gemerkt, dass es eben das ist, woran sie Mangel leidet, dann hätte das Ganze noch einmal gut ausgehen können – womit natürlich kein Problem gelöst gewesen wäre.
Und da haben wir auch wieder das Paar Natur und Kultur: Sexualität ist pure Natur und nichts weiter. Liebe ist Kultur. Im mythischen Garten Eden gab es noch keine Liebe, denn es gab noch kein Ich.
Liebe erfordert ein reifes Bewusstsein und ist doch nicht rational. ER bleibt in seiner Rationalität stecken und SIE in der Natur – die ihr zudem auch noch Angst macht. So kann es keine Chance für die beiden geben. Die Sexualität ohne Liebe hat eine verderbliche Rolle gespielt. Sex kann ihn nicht halten, so muss der Schleifstein her.

Als er sie schließlich erwürgt, wird klar, dass er nichts begriffen hat, dass einfach seine Kränkung und Misshandlung (wie auch die Misshandlung von Nic) nach Rache schreit. Und der gibt er nach. Erwürgen ist die Todesart, bei der der Täter die größte Tötungshemmung hat, weil er dem Opfer sehr nahe ist, weil es ziemlich viel Kraft erfordert, weil es lange dauert, weil das Opfer sehr leidet und weil er es mit seinen bloßen Händen tut. In IHM muss ein sehr großer, lange versteckter Hass sein, wenn er das tun kann.

g) Die drei Bettler

Ich habe schon angedeutet, dass die Beschäftigung mit dem Hexen-Thema bei IHR wahrscheinlich zu so etwas wie Besessenheit (bzw. dem Gefühl davon) geführt hat („*Gemüt - Wahnideen – besessen zu sein*"). Ich erinnere daran, dass bereits im Prolog diese drei Bettler als Metallfiguren (offenbar von Ihr erworben oder hergestellt) und als Kinderspielzeug auftreten. Im Laufe des Hauptteils sind sie als Tiere zu sehen und schließlich als Sternbilder[12] - zunächst auf einer Sternkarte, aber dann sieht ER diese Sternbilder auch am Himmel.

Im Hintergrund dessen, was im Film gezeigt wird, muss es irgend eine Geschichte um diese drei Bettler geben, denn SIE sagt gegen Schluss (1:26:26), dass jemand sterben müsse, wenn diese drei Bettler auftauchen[13]. Man könnte die Rubrik „*Gemüt – abergläubisch*" verwenden. Allerdings bewahrheitet sich dieser Aberglaube, denn in der Tat stirbt SIE durch SEINE Hand, kurz nachdem diese drei Tiere auftauchen. „*Gemüt – hellsichtig*" wäre eine Alternativrubrik zu „*...abergläubisch*". In der Rückblende von Nics Sturz ist von außen im Zimmer das Reh zu sehen (01:28:40). Und im Epilog sieht ER abermals diese drei Tiere – halbdurchlässig. Was dann geschieht, bleibt offen.

Kann man bei IHR und IHM von einer Wahnidee von Tieren reden? Die Antwort ist schwierig. Er würde am Anfang diese Frage sicher bejaht haben, rational, wie er ist. Gegen Ende sieht er aber selbst diese drei Tiere, mehr noch: Er verschafft sogar der Krähe Einlass. Ich als Zuschauer habe da auch meine Probleme. Einerseits kann man bei IHR durchaus psychotische Anteile nachweisen, andererseits wird uns nahegelegt, dass auch ER

---

[12] Die Sternkarte, die ER auf dem Dachboden findet (1:00:21), weist ein Sternbild auf, das auch auf unserer Sternkarten zu finden ist: Corvus, der Rabe. Das wäre theoretisch eine Basis, von der ausgehend wir mit „unserer" Sternkarte vergleichen könnten. Trotz mehrfacher stundenlanger Versuche habe ich das aber nicht zustande gebracht. Die Sternkarte im Film ist wahrscheinlich ein Produkt der Phantasie.

[13] Ich habe mich bemüht, irgend etwas über diese drei Bettler zu finden, was unabhängig vom Film ist und möglichst schon vorher bekannt war, aber es ist mir nicht gelungen. Es scheint eine Erfindung von Lars VON TRIER zu sein. Was er damit meint, weiß ich nicht und kann ich mir nicht vorstellen.

Einen möglichen Zugang will ich erwähnen: Kummer, Schmerz und Verzweiflung könnte man als Bestandteile der Melancholie ausmachen. Melancholie wird klassischerweise mit Saturn in Verbindung gebracht und der Bettler wird als „Saturnkind" gesehen. Der Rabe/die Krähe ist das klassische Saturntier. Und auf dem Titelblatt von Roger Burtons „Anatomy of Melancholy" (1652) sehen wir oben rechts Saturntiere, unter ihnen Reh und Hirsch. Auch der Fuchs wird gelegentlich als Saturntier erwähnt (vor allem aber wegen seiner roten Farbe als Tier Satans), allerdings würde ich ihn als klassische Tricksterfigur eher dem Mercurius zuordnen (so wie Mephistopheles). Gleichwohl sind in der alchimischen Ikonografie Saturn und Mercurius oft sehr nahe beieinander.

Auch Satan und Saturn stehen durchaus in Verbindung, und sei es nur dadurch, dass beide hinken. Diesen Spuren soll aber hier nicht weiter nachgegangen werden, denn das wäre dann doch etwas zu viel Spekulation.

diese Tiere sieht – und bei ihm lassen sich keine psychotischen Anteile nachweisen.
Und sinnbildlich? Das hieße, wenn Trauer, Schmerz und Verzweiflung zusammenkommen, muss jemand sterben. Damit kann ich genauso wenig anfangen. Sicher ist das Empfinden dieser Drei zusammen nicht sehr angenehm, aber dass dann jemand sterben muss, kann ich nicht nachvollziehen, zumal diese drei Seelenzustände zwar nicht gleich sind, sich aber doch recht ähnlich. Praktisch gehen sie ineinander über.
Die Drei Bettler bleiben für mich der rätselhafteste Teil des Films.

g) Der Scheiterhaufen

ER hat SIE getötet und verbrennt sie danach auf einem Scheiterhaufen. Damit wird erneut das Hexen-Thema angesprochen. Eine kurze Zeit war er Teil dieser magischen Welt. Musste er sie vielleicht gerade deswegen töten: weil sie ihn in diese Welt hinein gezogen hat? Jetzt ist er wahrscheinlich wieder der rationale Mensch, der er schon immer war. Hexen gehören verbrannt! Das, was mein Weltbild ins Wanken bringt, muss weg. Ganz weg. Oder geht es etwa um Läuterung durch Feuer?
Interessanterweise ist der Scheiterhaufen nicht erst nach Ihrem Tod errichtet worden, sondern er ist in einigen Szenen bereits vorher zu sehen. Selbst im Vorjahr, als SIE mit Nic allein in Eden war, konnte man ihn sehen. Er ist aber nicht immer zu sehen. In ihrer geführten Imagination am Anfang ist er nicht vorhanden und mir scheint, dass er auch bei SEINER Ankunft in Eden nicht zu sehen ist[14]. Als ER das Haus betritt, sieht man den Scheiterhaufen hingegen. In der Szene, als die Eicheln auf IHN herabregnen, scheint ER geradezu an der Stelle zu stehen, an der sich sonst der Scheiterhaufen befindet.
Es scheint, als ob sich das, was geschehen wird, schon lange vorbereitet und als ob die Protagonisten so an die Mächte des Schicksals ausgeliefert sind wie in der griechischen Tragödie.

---

[14] Eigentlich hatte ich mir vorgenommen, genau zu analysieren, wann der Scheiterhaufen zu sehen ist und wann nicht. Das stellte sich jedoch als undurchführbar heraus, weil die Einschätzung von Entfernungen durch die Verwendung unterschiedlicher Brennweiten in Frage gestellt wird. Sicher ist für mich nur, dass es in der geführten Imagination keinen Scheiterhaufen gibt.

3) Der Epilog

Mit einer provisorischen Krücke[15] macht ER sich auf den Weg zurück in die Zivilisation. Die Bilder sind wie im Prolog im Schwarz/Weiß und von der gleichen Musik begleitet. Wir sehen Ihn nicht die Brücke überqueren, die wahrscheinlich die Grenze zwischen den beiden Welten darstellt. Er ist noch in der Natur, ernährt sich von Brombeeren (das ist das einzige Mal, dass wir in dem Film jemanden etwas essen sehen). Er sieht noch einmal durchscheinend die drei Bettler in Gestalt von Reh, Fuchs (mit Glöckchen um den Hals!) und Krähe, dann sieht er viele Frauen, deren Gesichter man nicht erkennen kann, den Berg herauf kommen und ihn umringen. Verblassen die „Wahngestalten" der drei Bettler oder werden sie im Gegenteil reaktiviert? Ist es nur ein Wahn, dass, wenn sie auftreten, jemand sterben muss? Es liegt nahe zu denken, dass Er das jetzt sein könnte. Aber wir wissen es nicht.

F) homöopathische Analyse

1) SIE

Vom ersten Eindruck her ist natürlich der Tod Nics als auslösende Ursache entscheidend. Und ich habe selbstverständlich die entsprechende Rubrik verwendet. Aber wie zentral ist sie wirklich? Bei IHR gab es offenbar schon deutliche psychische Auffälligkeiten bis hin zu psychotischen Zeichen, als sie im Vorjahr mit Nic allein in Eden war. Der Tod des Kindes ist zumindest nicht die alleinige Ursache für ihren Zustand.
Ganz sicher sind etliche Gewalt-Rubriken zu verwenden, beginnend damit, dass SIE IHN schmerzhaft in die Brust beißt bis hin zur Eskalation am Ende. Als Thema scheint mir die Grenze zwischen Wildnis und Zivilisation, zwischen Natur und Kultur (oder wie immer man das auch formulieren will) im Vordergrund zu stehen.
Von der Gesamtsituation her würde ich ad hoc am ehesten auf ein Nachtschattengewächs tippen.

---

[15] Ich habe oben bereits das Geschehen mit der Saturn-Symbolik in Zusammenhang gebracht. Hier gibt es wieder eine Parallele: Saturn wird gern als gehbehindert (sogar amputiert) und mit Krücke dargestellt. Und die andere Wunde des Kronos/Saturn hat ER ebenfalls.

Miasmatisch sind die „Großen Drei" der Nachtschattengewächse – also Belladonna, Hyoscyamus und Stramonium – auf der Achse Tuberkulinie-Syphilinie angesiedelt. Dass es hier syphilinisch-zerstörerische Entgleisungen gibt, liegt auf der Hand. Vieles scheint mir aber ursprünglich tuberkulinisch zu sein. Tuberkulinisch ist auch die Sehnsucht nach der verlorenen carcinosinischen Einheit. Bei IHR scheint diese Sehnsucht sehr ausgeprägt zu sein. Ihre alle anderen Ängste überragende Angst ist ja die vor dem Alleinsein, davor, dass sie auf sich allein geworfen ist. Ihre Sehnsucht ist die nach Verschmelzung. Wahrscheinlich gelingt deswegen die geführte Imagination (*Verschmilz mit dem Grün!*) so gut[16]. Und für die Realisation des Verschmelzungswunsches benutzt sie auch die Sexualität.
Die miasmatische Konstellation ist also Carcinosinie – Tuberkulinie – Syphilinie. Ein Nachtschatten-Mittel könnte immerhin die letzten zwei dieser Folge abdecken. Das würde auch der Behandlungsreihenfolge entsprechen: Zuerst die akutesten und bedrohlichsten Symptome, zuerst das Miasma, das in der Reihenfolge der Miasmen das letzte ist (GIENOW).
Sehen wir uns jetzt die konkreten Symptome in Form der Repertorisation an.

1	Gemüt - Abergläubisch	23
2	Gemüt - Beißen	112
3	Gemüt - Beschwerden durch - Tadel	34
4	Gemüt - Beschwerden durch - Tod von geliebten Personen	40
5	Gemüt - Brutalität	10
6	Gemüt - Froh - abwechselnd mit - Traurigkeit	77
7	Gemüt - Furcht - Einsamkeit; vor	9
8	Gemüt - Furcht - Traurigkeit, mit	17
9	Gemüt - Schlagen	98
10	Gemüt - Schlagen - sich; schlägt - schlägt seinen Kopf gegen die Wand und gegen Gegenstände	21

---

[16] Auch wenn es gut gelingt, bleibe ich dabei, dass dieser Versuch therapeutisch eigentlich kontraindiziert war.

11	Gemüt - Stimmung, Laune - wechselnd, wechselhaft	134
12	Gemüt - Tod - Vorahnung des Todes	80
13	Gemüt - Traum; wie in einem	111
14	Gemüt - Unaufmerksam	90
15	Gemüt - Verschmelzen mit der Umgebung	8
16	Gemüt - Verstümmelt seinen Körper	38
17	Gemüt - Verzweiflung - religiöse Verzweiflung am Seelenheil	34
18	Gemüt - Wahnideen - besessen zu sein	24
19	Gemüt - Wahnideen - Feuer	43
20	Gemüt - Wahnideen - Hören - Einbildung; etwas zu hören	47
21	Gemüt - Wahnideen - Teufel	44
22	Gemüt - Wahnideen - verlassen, aufgegeben worden; er sei	51
23	Schwindel - Wasser - Überqueren fließenden Wassers; beim	12
24	Allgemeines - Verbrennungen	102

	stram.	bell.	ars.	lach.	sulph.	op.	plat.	hyos.	nat-m.
	21/31	17/32	15/25	15/22	15/20	14/22	14/21	14/20	13/18
1	1	1	-	1	-	1	-	-	-
2	3	3	3	2	1	1	-	2	2
3	2	1	-	1	1	4	2	-	1
4	-	-	3	3	1	3	1	-	1
5	1	-	-	-	1	-	-	-	-
6	2	1	-	1	-	1	2	1	2
7	1	-	2	-	-	-	-	-	-

	stram.	bell.	ars.	lach.	sulph.	op.	plat.	hyos.	nat-m.
8	-	-	-	-	-	-	1	-	2
9	2	3	1	-	1	1	1	3	-
10	-	3	1	-	1	1	-	1	-
11	1	3	1	-	2	1	3	1	2
12	1	3	2	2	1	-	2	-	1
13	3	2	1	2	2	3	-	2	2
14	1	1	-	1	1	1	1	1	1
15	1	-	-	-	-	-	-	-	-
16	1	1	1	1	-	-	-	1	1
17	2	-	3	3	2	-	1	-	1
18	1	1	1	1	2	1	1	2	-
19	1	2	1	1	1	1	1	-	1
20	1	1	1	-	-	-	-	1	-
21	1	2	1	1	1	2	2	1	-
22	2	-		-	1	-	-	2	1
23	1	2	-	-	2	-	-	2	1
24	2	2	3	1	-	1	1	1	-

Erklärungen (sofern nötig):

1. SIE beißt IHN schmerzhaft in die Brust (00:26:03).
3: Schlechte Übersetzung IHRES Zustandes, als sie mit der Misshandlung von Nic konfrontiert wird.
10: Am Anfang (00:22:15) schlägt sie ihren Kopf gegen die Toilettenschüssel.
12: *Wenn die drei Bettler ankommen, dann muss jemand sterben.* (1:26:26)

14: Schlechte Rubrik - gemeint ist der Prolog, als beide nur an sich denken und nicht an Nic.
15: *Verschmilz mit dem Grün!*
17: Verzweiflung am Seelenheil ist nur eine Möglichkeit, ihre Tatsächlich vorhandene Verzweiflung am Tod des Kindes, an dem SIE sich selbst schuldig glaubt, zu beschreiben, zusammen mit den merkwürdigen Vorstellungen der metaphysischen Schuldigkeit des Weiblichen überhaupt. Keine der zur Verfügung stehenden Rubriken wird dem wirklich gerecht.
19: Ihre Vorstellung, dass der Boden brennt (00:32:35)
20 Im Vorjahr hat SIE in Eden ein Kind schreien hören.
22: *Du verlässt mich!* (1:12:06)
23: Eigentlich Furcht beim Überqueren von fließendem Wasser, aber da SIE sich beim Überqueren der Brücke mit beiden Händen am Geländer festhält, könnte man doch eventuell von Schwindel reden. (00:37:08)
24: Gemeint ist, dass SIE, nachdem sie meint, der Boden brenne, tatsächlich Hauterscheinungen an den Füßen hat, die man als Verbrennungen deuten könnte. Trotzdem schlechte Rubrik.

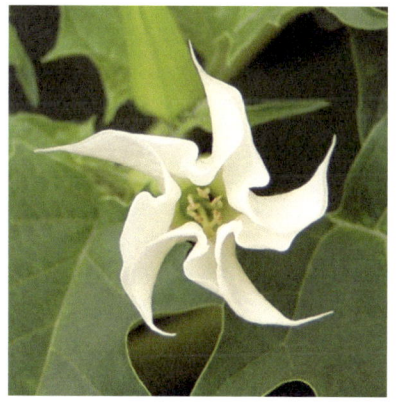

Der erste Eindruck bestätigt sich. Eigentlich hatte ich spontan eher an Belladonna gedacht, aber die Gewalt ist bei Stramonium doch sehr viel deutlicher ausgeprägt. Dass Stramonium in der sehr wichtigen Rubrik Nr. 22 steht, aber Belladonna nicht, wusste ich nicht (der Eintrag stammt von KENT). Aber natürlich passt Stramonium zu IHR - mehr als Belladonna. Was diese Repertorisation nicht enthält, ist ihre Angst vor der Natur. Hierzu habe ich im Repertorium keine adäquate Rubrik gefunden. Aber es passt zu Stramonium - zu der Grenze zwischen Wildnis und Zivilisation.

Tatsächlich steht für mich vom „Roten Faden" oder „Genius" und von den konkreten Symptomen her Stramonium an erster Stelle.[17] Belladonna ist natürlich auch ein Nachtschattengewächs, was das Thema als solches bestätigt. Aber wenn zwischen Belladonna und Stramonium zu wählen wäre, fällt die Wahl eindeutig zu Gunsten von Stramonium aus. Arsenicum album, das rein rechnerisch dritte Mittel, hatte ich bereits erwähnt. Es würde für diese tiefe existenzielle Angst passen, die ich oben beschrieben habe. Auch Lachesis, Platin und Hyoscyamus halte ich für möglich, aber doch ein ganzes Stück entfernter.

Miasmatisch muss man sagen, dass da etliche Mittel versammelt sind, die der Syphilinie entsprechen. Dahinter steht sehr wahrscheinlich eine verletzte Tuberkulinie und Carcinosinie.

Ganz zufrieden bin ich dennoch nicht mit dieser Wahl von Stramonium, weshalb ich eine Alternative vorschlage.

Eine Mittelalternative für SIE: Mandragora

Mandragora ist innerhalb meines ersten Eindrucks, denn es handelt sich ebenfalls um ein Nachtschattengewächs. Von den Symptomen her ist Mandragora allerdings nicht vordergründig - es wird mir bei der Repertorisation mit Synthesis beim besten Willen nicht gelingen, Mandragora auf einen der vorderen Plätze zu bringen (und ich kenne die Tricks!). Mandragora ist unverständlicherweise ein sogenanntes 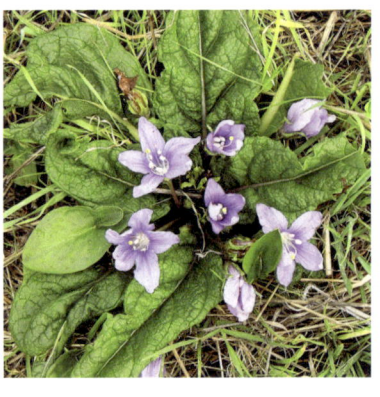 „kleines" Mittel, obwohl von Mandragora so viele Überlieferungen bekannt sind - nicht nur von der pharmakologischen Anwendung als Aphrodisia-

---

[17] Nach SANKARAN wäre zur Wahl des Arzneimittels noch ein Drittes gut: Die systematische Zugehörigkeit zu einer Mittelgruppe. Hier kann ich nur über die Reiche sprechen: Sie hat dominante Anteile des Pflanzen- und des Tierreiches, wobei mir das Pflanzenreich im Vordergrund zu stehen scheint. Das Aggressive - nach SANKARAN eher ein Charakteristikum von tierischen Mitteln - ist innerhalb des Pflanzenreiches bei den Nachtschattenmitteln – insbesondere Stramonium – wahrscheinlich am stärksten ausgeprägt

kum und potentes Anästhetikum her, sondern auch als Legenden über diese Pflanze.

Ich muss gestehen, dass ich auf Mandragora durch die in meinen Augen zentrale Szene des Films kam: Als SIE von dem *Weinen und Schreien von all den Dingen, die sterben müssen* spricht. Und natürlich über die Parallelstelle bei Ludwig TIECK, die ich bereits zitiert habe: Die Pflanze, die Christian (vermeintlich) die Augen geöffnet hat über *die Seufzer und Klagen, die allenthalben in der ganzen Natur vernehmbar sind*, war zweifellos eine Mandragora, denn sie hat beim Herausziehen geschrien, was nur von der Mandragora überliefert ist. Eine solche Assoziation, die zudem auf indirektem Weg stattgefunden hat, kann natürlich keine alleinige Begründung für die Wahl von Mandragora sein.

Das „Synthesis"-Repertorium hilft auch nicht wirklich weiter. Von den 18 verwendeten Rubriken enthalten nur vier Mandragora („*Gemüt - Froh - abwechselnd mit - Traurigkeit*", „*Gemüt - Schlagen - sich; schlägt seinen Kopf gegen die Wand und gegen Gegenstände*", „*Gemüt - Stimmung, Laune - wechselnd, wechselhaft*" und „*Gemüt - Wahnideen - besessen zu sein*". Auch das wäre zu wenig, um sich aus der Repertorisation heraus für Mandragora zu entscheiden. Man kann natürlich ein paar untergeordnete Rubriken mit einbeziehen, die Mandrogara enthalten, da will ich nur „*Gemüt - Wahnideen - Teufel*" nennen und eine, die ich für wichtig halte: „*Gemüt - Euphorie - abwechselnd mit - Traurigkeit*". Das würde aber am Gesamtergebnis der Repertorisation nichts ändern.

Was könnte zu Mandragora führen? Zunächst ist es ein Nachtschattengewächs - also in der Nähe auch von Stramonium angesiedelt. Es hat viel mit Hexen zu tun und passt zu einer unheimlichen Atmosphäre, wie sie ja in Eden tatsächlich vorliegt. Bei BOMHARDT[18] finden wir auch die Depression, mit innerer Unruhe, wechselnd mit Manie oder Euphorie. Aggressivität kann bei Mandragora ebenfalls vorhanden sein. Auch der völlige Rückzug und das Vorhandensein eines dunklen Geheimnisses passen zu Mandragora. Und es gibt bei all der vordergründigen Emotionalität bei Mandragora auch eine innere Teilnahmslosigkeit, die ich meine, bei IHR finden zu kön-

---

[18] Ich habe hier absichtlich die ältere Version verwendet, weil das Kapitel „Mandragora" in der letzten Ausgabe von meinen eigenen Gedanken zu Mandragora ziemlich infiziert ist.

nen. Und schließlich kann man auch (jetzt nach der neuesten Ausgabe von BOMHARDT) das durchdringende Schreien als zu Mandragora gehörig ansehen. Damit meine ich sowohl die Halluzination des Weinens, die SIE im Vorjahr hatte (das Weinen, das aus der Natur kam) als auch das äußerst schrille Schreien, als sie sich von ihm verlassen wähnt und er dann tatsächlich vor ihr flieht. Weiterhin finden wir bei BOMHARDT „Liebe abwechselnd mit Haß", was ich aber bei IHR für fraglich halte, denn ich kann nicht erkennen, dass wirklich zwischen den beiden Liebe im Spiel ist. Auch die Neigung zur Selbstverletzung ist angegeben, was bei ihr zweimal zu beobachten ist - einmal, als sie den Kopf gegen die Toilette stößt und dann natürlich die genitale Selbstverstümmelung. Aggression, Autoagression und ein plötzlicher Wutausbruch sind ebenfalls Zeichen von Mandragora – was auf SIE zweifellos zutrifft. Und von den Causae ist die Traumatisierung (ohne dass bei BOMHARDT auf den Tod eines Kindes Bezug genommen ist) wichtig - welche bei Ihr zweifellos vorliegt.

Im Kern sind es aber vier Sachen, die mich zu Mandragora bringen: das Verhältnis zur belebten Natur, das Gefühl der Besessenheit, die abwechselnden Zustände (Euphorie-Traurigkeit) und das Schreien. Und natürlich - aber das gilt für alle großen Nachtschattengewächse ebenso: die Situation zwischen Wildnis und Zivilisation[19].

Eine erneute versuchsweise Repertorisation ergibt ein Bild, bei dem Mandragora sogar an der Spitze steht:

---

[19] Bei GEISLER finden wir folgende Themen für Mandragora:
Es geht darum, was wahrhaftig ist. Es fällt weg, was Schein und Illusion, was Täuschung und Trug ist.
Fehlendes Verständnis und fehlende Verankerung im Leben
Die Verwurzelung im Leben fehlt. Illusion, Trug, Täuschung und Schein lassen sich nicht von der Realität unterscheiden.
Fehlendes Verständnis, was im Leben passiert.
Trug und Betrug regieren.
Traurigkeit und Verzweiflung.
Tiefe Konflikte: Der Wille will anderes. Der Geist kann nicht verstehen. Das Gefühl versperrt sich. Der Körper rebelliert.
Wünsche, Träume, Ängste und Unverständnis konstruieren eine eigene Wirklichkeit, die in einem tiefen Konflikt mit der Wahrheit steht.
Kraft und die Verwurzelung, die Wirklichkeit sehen und akzeptieren zu können, fehlen.
Der Mensch möchte die Wirklichkeit nicht wahrhaben.
Dem Menschen fehlt die tiefe Verbindung mit dem Leben auf der Erde.
Manches davon - nicht alles - könnte auf SIE passen.

1	Geist, Gemüt; BEIßEN, beißt; Ehemann	1
2	Geist, Gemüt; ENTFREMDET, Entfremdung; Familie; gegenüber der	52
3	Geist, Gemüt; Wahrnehmung, gesteigert, erweitert; animalischer Bewusstseinszustand	9
4	Geist, Gemüt; FURCHT; Hexen	3
5	Geist, Gemüt; GEWALT, Heftigkeit	321
6	Geist, Gemüt; HERAUSFORDERND	54
7	Geist, Gemüt; LIEBE; Perversionen; Sadomasochismus	5
8	Geist, Gemüt; MORALISCHE Affektionen; Mangel an moralischem Empfinden	72
9	Geist, Gemüt, RASEREI, rasende Wut	236
10	Geist, Gemüt; RELIGIÖSE Störungen	138
11	Gemüt; TÖTEN, Verlangen zu	87
12	Gemüt – Schlagen – sich; schlägt – Kopf – schlägt seinen Kopf gegen die Wand und gegen Gegenstände	21
13	Gemüt – Stimmung, Laune, wechselhaft	134
14	Gemüt – Euphorie – abwechseln mit - Traurigkeit	11
15	Gemüt – Wahnideen - Teufel	44
16	Gemüt – Wahnideen – besessen zu sein	24

	mand.	anac.	bell.	ars.	hyos.	sulph.	nux-v.	phos.	plut-n.
	16	11	11	10	10	9	7	7	7
1	x								
2	x	x	x	x	x		x	x	x
3	x								x

4	x								
5	x	x	x	x	x	x	x	x	x
6	x	x	x		x	x			
7	x	x							
8	x	x	x	x	x		x		x
9	x	x	x	x	x	x	x	x	x
10	x	x	x	x	x	x	x		x
11	x	x	x	x	x	x	x	x	x
12	x		x	x	x	x		x	
13	x	x	x	x	x	x		x	
14	x								
15	x	x	x	x	x	x		x	
16	x	x	x	x	x	x			

Hierzu muss gesagt werden, dass diese Repertorisation nicht ganz unvoreingenommen erstellt wurde. Dennoch scheinen mir die verwendeten Rubriken auf SIE zuzutreffen[20].

Von einem klinisch-psychiatrischen Standpunkt könnte man möglicherweise bei Ihr die Diagnose einer Borderline-Persönlichkeitsstörung stellen. Ohne dass ich das hier näher begründen will, ist doch in den Beziehungen von Borderlinern häufig die Grundhaltung „Ich hasse Dich, verlass mich nicht!" anzutreffen – bei Ihr wird das am Schluss sehr deutlich. Das würde bedeuten, dass man, wenn man eine Homöopathie im Sinne von „geeignete Mittel für bestimmte Diagnosen" betriebe, man sich auch fragen könnte, welche Mittel denn für die Diagnose „Borderline-Störung" geeignet sind. Die drei großen Nachtschatten-Mittel kommen dafür in Betracht, ebenso wie Platin, Lachesis, Natrium muriaticum und wahrscheinlich auch Opium

---

[20] Die Repertorisation ist eine Verbindung von Rubriken aus „Synthesis" und „Complete" (letzteres grau hinterlegt). Da die Wertigkeiten in „Complete" und „Synthesis" unterschiedlich gehandhabt werden, wurde hier auf die Angabe der Wertigkeiten ganz verzichtet. Den „Complete"-Teil verdanke ich Patrick C. HIRSCH.

(und sicher noch einige mehr). Alle diese Mittel finden sich in der hier abgedruckten Repertorisation. Staphysagria, ein Mittel, welches ich ebenfalls hierfür als geeignet erachte, steht erst an achtzehnter Stelle. Nun ja. Homöopathie ist die eine Sache und psychiatrische Diagnosen sind eine andere Sache.

Endlich würde ich mich für SIE zwischen Stramonium und Mandragora entscheiden und präferiere knapp Mandragora.

2) ER

Bei IHM ist alles anders. Er ist kontrolliert (er zeigt nur ein einziges Mal überhaupt Gefühle, als er bei Nics Begräbnis weint). Er ist vernünftig. Er kann mit den Mitteln der Vernunft IHRE merkwürdigen Vorstellungen zerlegen (*Eicheln schreien nicht!*). Seine Gefühle sind dem Verstand untergeordnet und unterdrückt. Selbst als er erkennt, dass SIE Nic misshandelt hat, bleibt er noch ruhig. Sein Zorn darf nicht sprechen, außer ganz am Schluss, wo der Zorn dann dazu führt, dass er Sie tötet – erwürgt.

Was ihm weitgehend zu fehlen scheint, ist Empathie. Zwar wendet er seine erlernten therapeutischen Techniken an, was ja auch zunächst zu einem Teilerfolg führt, aber die Therapie bleibt merkwürdig kalt. Die therapeutische Distanz bereitet ihm keine Probleme, aber eigentlich wäre etwas Anderes gefragt. Die Distanz scheint aber nicht neu zu sein, wie SIE ihm vorwirft. Immerhin weiß er nicht einmal, dass sie im vorigen Jahr ihre Dissertation abgebrochen hat.

Womöglich ist für ihn die Therapie sogar eine Möglichkeit, weiter in Distanz zu bleiben, wo doch von ihm als Partner in dieser schwierigen Situation etwas ganz Anderes gefordert wäre.

Bei dieser Konstellation denke ich stark an Natrium muriaticum oder ein Mittel in dessen Nähe.

Bei IHM ist die Zahl der möglichen Symptome begrenzt. Das zentrale Symptom ist für mich „*Gemüt - Gefühle, Emotionen, Gemütsbewegungen - beherrscht; vom Verstand, Intellekt*". Fast würde ich fordern, dass das zu wählende Arzneimittel in dieser Rubrik steht. Meine Repertorisation sieht folgendermaßen aus:

| 1 | Gemüt - Beachtung; schenkt allgemeinen Regeln keine | 14 |
| 2 | Gemüt - Beschwerden durch - Enttäuschung | 53 |

3	Gemüt - Beschwerden durch - Tod von geliebten Personen	40
4	Gemüt - Beschwerden durch - Zorn - unterdrückten Zorn; durch	50
5	Gemüt - Distanziert	61
6	Gemüt - Gefühle, Emotionen, Gemütsbewegungen - beherrscht; vom Verstand, Intellekt	9
7	Gemüt - Gefühle, Emotionen, Gemütsbewegungen - unterdrückte	27
8	Gemüt - Haß - Rachsucht; Haß und	23
9	Gemüt - Hochmütig, arrogant	136
10	Gemüt - Sachlich, vernünftig	16
11	Gemüt - Selbstkontrolle - erhöht	20
12	Gemüt - Theoretisieren	41
13	Gemüt - Traum; wie in einem	111
14	Gemüt - Töten, Verlangen zu	77
15	Gemüt - Wahnideen - Visionen, hat	130

	nat-m.	tritic-vg.	lyc.	lach.	ars.	sep.	kali-c.	sulph.	vanil.
	13/20	12/16	11/18	9/17	9/13	9/12	9/9	8/14	8/12
1	-	-	1	-	-	2	1	1	-
2	3	2	2	2	1	1	1	-	1
3	1	1	1	3	3	-	-	1	3
4	2	1	3	-	1	1	1	-	1
5	-	1	-	-	-	2	-	1	1
6	1	2	1	-	-	-	1	-	-

	nat-m.	tritic-vg.	lyc.	lach.	ars.	sep.	kali-c.	sulph	vanil.
7	1	2	1	-	-	-	-	-	-
8	3	1	-	1	-	-	-	-	-
9	1	-	4	2	1	1	1	3	1
10	1	2	-	1	-	1	-	-	-
11	1	-	1	-	1	1	1	-	-
12	1	1	1	2	1	2	1	3	1
13	2	1	-	2	1	-	-	2	3
14	1	1	2	2	2	-	1	1	-
15	2	1	1	2	2	1	1	2	1

Natrium muriaticum ist an erster Stelle. Hier stimmen drei Kriterien: Der „Rote Faden" oder „Genius", die Repertorisation, also die einzelnen Symptome und die gröbste Stufe der SANKARAN-Systematisierung (Natrium muriaticum ist natürlich dem Mineralreich zuzuordnen).
Es ist diese ganze Natrium-muriaticum-Geschichte von Rationalisierung, Gefühlsunterdrückung, Sich-Selbst-Schützen (was man mit Therapie wunderbar kann, nur handelt es sich dann oft um eine Therapie, die dem Klienten nicht gut tut). Und die ganzen „negativen" Gefühle werden zurückgehalten, bis sie sich irgendwann Bahn brechen (letzteres könnte auch für Staphysagria sprechen). Bei Natrium muriaticum kann man genauso wie von stillem Kummer auch von stillem Hass sprechen. Und an welcher Stelle finden wir bei IHM Gefühle? Am Anfang, bei der Beerdigung (wo SIE nicht weinen kann), sonst nur sehr versteckt. Weinen kann er kaum.
Lycopodium scheint mir für IHN weniger in Frage zu kommen (dort stimmt m.E. nur die Repertorisation einigermaßen), ebenso wenig wie die folgenden Mittel (vielleicht mit Ausnahme von Sepia Staphysagria und Ignatia). Was aber ist mit Triticum vulgare, dem Mittel auf Platz Zwei? Ich kann dazu nur wenig sagen, denn ich kenne das Mittel nur vom Lesen, habe selbst keine Erfahrung damit. Zudem kommen die fraglichen Einträge in „Synthesis" ausnahmslos von einem Autorenpaar: P. und E. FRIEDRICH. Über Prüfungsbestätigungen oder Bestätigungen anhand geheilter Fälle weiß ich

nichts. Solch schwache Informationen machen mich natürlich skeptisch[21]. Über den „Genius" kann ich nichts sagen. Die SANKARAN- Systematisierung passt nicht. Triticum ist kein Mineral[22].
Zusammenfassend würde ich für SIE Stramonium oder Mandragora wählen und für IHN Natrium muriaticum oder Triticum vulgare (letzteres aber mit starkem Vorbehalt).

G) Zusammenfassung oder: Wer oder was ist der Antichrist?

Nic? Kann ein dreijähriges Kind diese Funktion haben? Wenn man einmal von Horrorfilmen wie „Rosemaries Baby" oder „Das Omen" absieht, denke ich, dass das wohl kaum so sein kann, denn ein kleines Kind ist unschuldig (wenn man einmal von dem theologischen Begriff der Erbschuld absieht). Dennoch wird der Sturz des Kindes mit der mythischen Vorstellung des Engelssturzes und dadurch mit Lucifer in Zusammenhang gebracht (HAYER, S. 13f)). Ich kann dem nicht folgen.
Lars VON TRIER suggeriert uns natürlich die Verbindung des Antichrists mit dem weiblichen Prinzip durch seine Titelgestaltung:

ANTICHRIS♀

Mit dieser Annahme wurde der Film verschiedentlich als frauenfeindlich bezeichnet. Es stellt sich die Frage, ob das so haltbar ist. Ich denke nicht. Aber es gibt natürlich Argumente dafür, dass SIE, wenn nicht der Antichrist selbst, so doch zutiefst böse ist:

Im Vorjahr (und bis zu seinem Tod) hat SIE Nic misshandelt, indem sie ihm die Schuhe regelmäßig seitenverkehrt angezogen hat - egal, welche Gründe es dafür gab.

---

[21] Allerdings muss man auch sagen, dass das wohl einem jeden Mittel so gehen muss, das aufgrund einer Prüfung neu ins Repertorium aufgenommen wird. Die Relevanz der aufgetretenen Symptome kann einfach noch nicht ermessen werden. Es daher abzulehnen, wäre falsch. Immerhin habe ich selbst für SIE mit Mandragora ein relativ „kleines" Mittel vorgeschlagen.
[22] Bei SANKARANs Systematisierung bin ich weiterhin skeptisch, obwohl ich sie probeweise verwende. Mir widerstrebt es eigentlich, als erstes eine Zuordnung zu einem der drei Reiche vorzunehmen, denn wir alle gehören im Sinne SANKARANs natürlich zu allen drei Reichen.

Sie wusste, dass er sein Zimmer verlassen konnte und hat nichts unternommen.
Sie hat gesehen, wie er auf den Tisch kletterte und hat nichts unternommen.
Sie schlägt und misshandelt IHN, nachdem sie weiß, dass er um Nics Misshandlung weiß.
Sie misshandelt und verstümmelt sich selbst.
Sie hat irgendwie eine Hexen-Identifikation und meint, dass sich in der Gestalt der Hexe tatsächlich das Böse ausdrückt.

Das sind genug Gründe, um IHRE Bosheit zu belegen (oder aber, dass sie recht schwer gestört ist). Reicht das für die Formulierung „Antichrist" aus? Ich denke, nicht. Ich bin allerdings auch theologisch nicht gebildet.
Ist ER womöglich der Antichrist? Man kann argumentieren, dass er SIE mit seiner Dominanz der Ratio versklavt, denn SIE ist einfach nicht so rational. Man kann weiter argumentieren, dass er sie am Schluss erwürgt und verbrennt - wie eine Hexe, dass er seine Macht über sie behauptet. Man kann von der Symbolik mit den bereits kurz erwähnten Assoziationn von Saturn zu Satan und von IHM zu Saturn (genitale Verstümmelung, Krücke) argumentieren. Reicht das? Ich denke wiederum, dass das nicht reicht.
Wollte man den Antichrist mit den beiden in Verbindung bringen, so wäre es wohl weder er noch sie, sondern eine verhängnisvolle Beziehungsentwicklung. In diesem Sinne sollte man womöglich den Titel des Films so schreiben:

ANT♂ICHRIS♀

Das wäre ungefähr wie die platte Behauptung, dass Frauen von der Venus stammen und Männer vom Mars - also von verschiedenen Planeten...
Aber wahrscheinlich ist das alles noch recht oberflächlich gedacht. Man sollte vielleicht den im Film grünen Hintergrund des Titels mit berücksichtigen:
Ist es womöglich die Natur, die mit dem Begriff „Antichrist" in Verbindung gebracht werden soll?
SIE sagt das im Film recht deutlich: *Die Natur ist Satans Kirche* (worauf ER bezeichnenderweise *O Gott nein!* , englisch *Jesus, no!* erwidert).
Die Natur also als Gegenspieler von Christus?

Das würde uns zu der weit verbreiteten Auffassung führen, die Frau sei der Natur näher als der Mann (was ich zwar für ausgemachten Blödsinn halte, aber nun gut, es gibt diese Anschauung bis heute, insofern bin ich gewillt, sie ernst zu nehmen). Damit würde natürlich die Frau dem Antichristen ebenfalls näher stehen als der Mann. Und das wird im Film sehr deutlich inszeniert durch das Verschmelzungserlebnis: SIE geht fast in der Natur auf, wird grün und nahezu unsichtbar. Andererseits hat sie diese große Angst vor der Natur (also vor sich selbst, wie ER ja vermutet).
Nebenher bemerkt: man kann in dem abschließenden Venus-„t" - ♀ - des Filmtitels auch einen Menschen sehen, der mit ausgebreiteten Armen im Grünen liegt - so wie SIE es in der Imagination tat: Verschmelzen mit dem Grün, Verschmelzen mit der Natur.
Dann wäre die Natur inklusive des Weiblichen der Antichrist.
Aber auch das, was ER tut, nämlich vollkommen rationalisieren, wäre des Teufels, wenn wir dem GOETHEschen Kanzler folgen, wie ich eingangs zitierte:

Natur ist Sünde, Geist ist Teufel...

Vielleicht ist ja etwas daran... Wenn es so wäre, dass jemand ausschließlich dem Weg der Natur oder dem Weg des Verstandes folgt, dann wäre das wahrscheinlich jeweils ein ziemlich problematischer (und wahrscheinlich auch zerstörerischer) Weg, egal, ob man nun den einen Weg eher Männern und den anderen eher Frauen zuordnen will.
Der Ausgleich zwischen beiden Polen wäre schon einmal ein Ansatz, aber es fehlt noch ein Drittes.
Ich habe zwar keine Ahnung, ob Lars VON TRIER das gemeint hat, aber könnte man vielleicht das Fehlen von Liebe (womit ich nicht Sexualität und nicht „Beziehung" meine) mit dem in Verbindung bringen, was er als „Antichrist" bezeichnet?

Es gibt schließlich noch eine weitere mögliche Zuordnung des Begriffes "Antichrist": In seinem Essay "Der Antichrist" bringt Joseph Roth den Begriff /die Person des Antichrists mehrfach mit dem Kino in Verbindung (was ich selbst bei aller Verehrung für Joseph Roth nicht nachvollziehen kann). Wenn man dem weiter folgt - wer ist denn der ersteRepräsentant des Kinos? Der Regisseur! Dann wäre Lars VON TRIER selbst...

Verwendete Filmkopie:

Antichrist, Regie Lars von Trier, 2009, Dänemark, Deutschland, Frankreich, Schweden, Italien, Polen 2009, Blue-Ray-Ausgabe 2010, Asin B0031NAVS4
Die im Text angegebenen Zeiten beziehen sich auf diese Ausgabe, mit deutscher Tonspur wiedergegeben über das Softwareprogramm "Mac Blu-Ray Player".

Literatur

Bächtold-Stäubli, Eduard Hoffmann.Krayer: Handwörterbuch des deutschen Aberglaubens, Berlin 1927

Björkman S.: Trier über von Trier. Gespräche mit Stig Björkman, Hamburg 2001

Bomhardt, Martin: Symbolische Materia medica
2. Auflage: Berlin 1994 und Version 3.5: Berlin 2014

Camus, Albert: Der Mythos des Sisyphos, Reinbek 2004

Duerr, Hans Peter: Traumzeit. Über die Grenze zwischen Wildnis und Zivilisation, Berlin 1985

Geisler, M.: Indikationen Mandragora (digitale Version innerhalb der Software "Enzyclopaedia homoeopathica")

Gienow: Homöopathische Miasmen: Die Psora. Ein Lern- und Praxisbuch, Stuttgart 2000

Harris, Thomas: Das Schweigen der Lämmer, München 2001

Hayer, Björn: Lars von Triers Antichrist: Eine Analyse, Hamburg 2012

Nietzsche, Friedrich: Der Antichrist, in: Friedrich Nietzsche: Werke, München 1981

Roth, Joseph: Der Antichrist, in: Joseph Roth: Romane, Erzählungen, Aufsätze, Köln, Berlin 1964

Sankaran, Rajan: Synergie homöopathischer Ansätze in Fallaufnahme und Analyse, Mumbai 2013

Seeßlen, Georg: Lars von Trier goes Porno. (Nicht nur) über NYMPHOMANIAC, Berlin 2014

Strindberg, August: Aus dem Blaubuch von August Strindberg. Mit einem Anhang aus Blumenmalereien und Tierstücke & Sylva Sylvarum (Hrsg. Petra und Uwe Nettelbeck, Nördlingen 1988

Stühl, Leo: Die Kunst im Horrorgenre: Gewaltexzesse und Pornografie in Lars von Triers „Antichrist", Hamburg 2013

Tieck, Ludwig: Der blonde Eckbert / Der Runenberg, Berlin 2012

Wilber, Ken: Das Wahre, Schöne, Gute. Geist und Kultur im 3. Jahrtausend, Frankfurt am Main 1999

Erwähnte Filme:

Belladonna, Regie Herman de Vries, ohne Jahresangabe, Es handelt sich um einen nicht kommerziell erhältlichen Film. Original wahrscheinlich 8mm Schmalfilm – ohne Ton

Der Antichrist, (Orig. L' Antichristo), Regie Alberto de Martini, Italien 1974

Mein liebster Feind, Regie Werner Herzog, Vereinigtes Königreich, Deutschland, Finnland, Vereinigte Staaten, 1999

Melancholia, Regie Lars von Trier, Dänemark, Schweden, Frankreich, Deutschland 2011

Nymphomaniac, Regie Lars von Trier, Dänemark, Frankreich, Belgien, Deutschland, UK, 2013

Verwendete Software:

RADAR, Version 10, inclusive „Synthesis"-Repertorium, Archibel SA 2010

Enzyclopaedia homoeopathica, Archibel SA2009

MacRepertory 8.5 inkl. Complete 2011 und Reference Works deutsch und englisch.

Abbildungen:

S. 23: Mädchen mit totem Vogel, unbekannter Künstler, 16. Jhdt.
S. 57: Datura Stramonium (Wikipedia, gemeinfrei, Auto Júlio Reis)
S. 58: Mandragora (Wikipedia, gemeinfrei, Autor tato grasso)

Anschrift des Verfassers:

Dieter Elendt
Caserio El Miradero 24
38434 Icod de los vinos
Spanien

crotaluscascavella@icloud.com
www.homoco dclcndt.de

Melancholia

Gero Wallenfang

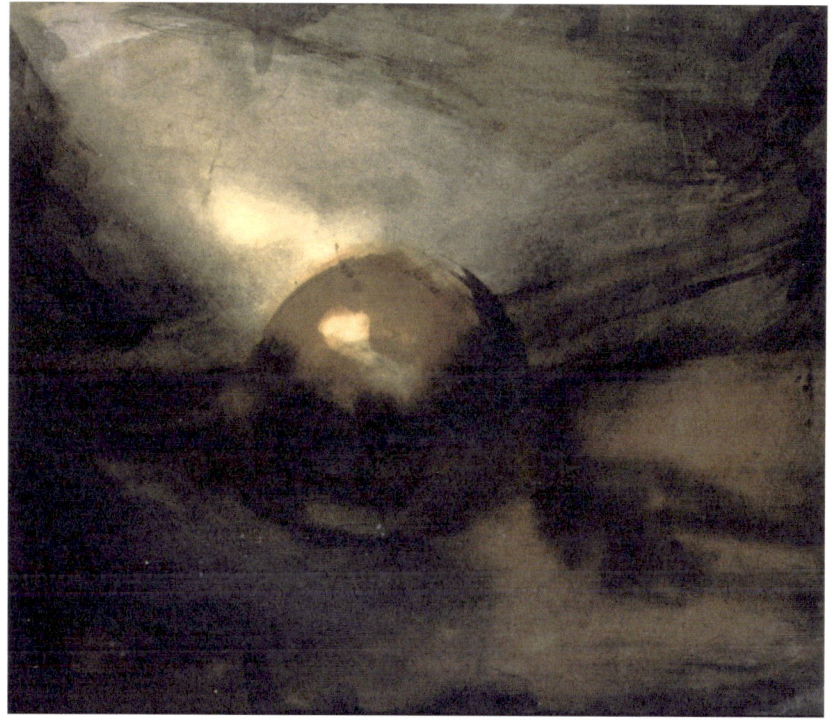

Wenn ich sage, wir sind allein, dann sind wir allein.
Justine in "Melancholia"

The meaning?
Yes, I guess it is in there somewhere....
(Lars VON TRIER über Melancholia)

Ich stehe vor dem Problem, ein Meisterwerk zu sezieren.
Wie allen wirklich beeindruckenden Kunstwerke wird man diesem Film mit einer noch so genauen Analyse wahrscheinlich nicht gerecht.
Gewiss, es ist schon viel darüber geschrieben worden, aber niemand kann das Gefühl wiedergeben, welches einen einfängt, wenn man z.b. in der sixtinischen Kapelle das erste Mal den Kopf hebt. Natürlich kennt jeder LEONARDOS Darstellung, aber das Bewusstsein, in der Gegenwart großer Kunst zu sein, scheint sich erst bei leibhaftiger Gegenwart aufzutun. Natürlich weiß jeder, worum es in z.b. „Buddenbrooks" oder „Madame Bovary" geht. Aber erst das Selbst-Lesen macht klar, wie viel solche Werke wirklich bedeuten können.

Lars VON TRIERS Filme haben weniger Leute gesehen als darüber reden. Natürlich könnten wir "Melancholia" als Studie von Depression und interpersonellen Konflikten beschreiben, an deren Ende die Erde untergeht und wir hätten Recht. Die tiefe Wucht des Filmes erschließt sich aber nicht durch das Lesen von Inhaltsangaben oder Rezensionen.
Das macht mir auch das Schreiben über diesen Film schwierig.
Eigentlich könnte man jede Einstellung und jeden Dialog beschreiben und analysieren, das würde aber den Rahmen dieser Publikation sprengen. Entscheidend ist die Stimmung, die erzeugt wird, was das Ansehen des Filmes insgesamt in uns ausgelöst hat.

Der Eindruck, den große Kunst hinterlässt, ist immer auch ein zutiefst viszeraler. Auf der intellektuellen Ebene werden wir versuchen, zu entschlüsseln, zu interpretieren und zu analysieren.
Es geht aber um die ganz persönliche Erfahrung mit dem Kunstwerk. Daher kann dieser Versuch der Analyse nur eben dies bleiben – ein Versuch.
Der geneigte Leser tut gut daran, den Film anzusehen und sich sein eigenes Urteil zu bilden.

Inhaltliches

Der Film besteht aus einem Vorspiel und zwei Teilen.
Im Vorspiel nimmt Lars VON TRIER den Untergang der Welt vorweg und zeigt in wunderschönen surrealen Bildern apokalyptische Visionen. Oft wurde geschrieben, dass damit die Handlung vorweggenommen wird, ganz im Sinne einer Ouvertüre, jedoch wird eigentlich das Ende verschlüsselt und die Befindlichkeiten der Hauptfiguren werden bildhaft dargestellt.
Wir sehen das versteinerte Gesicht Justines, während im Hintergrund Vögel und Fledermäuse vom Himmel fallen.
Claire läuft in quälend langsamer Zeitlupe über den Golfplatz und trägt ihren Sohn. Sie hinterlässt tiefe Spuren im Gras. Hier wird in wenigen Sekunden die Unmöglichkeit einer Flucht verdeutlicht.
Wir sehen Justine in Zeitlupe durch die Landschaft laufen, wobei ihr Brautkleid von einem groben Netz beschwert ist. Man kann das als den Versuch sehen, aus einer Situation auszubrechen – und als die Behinderungen, die sie dabei erfährt. Der Ausbruch aus der Hochzeit gelingt allerdings...
Gerade dieses Bild erinnert mich immer an eine Szene aus dem berühmten Kurzfilm „Un Chien Andalou" von DALÍ und BUÑUEL, in der ein männlicher Darsteller ein Seil mit verschiedenen Gegenständen hinter sich herzieht, darunter zwei mit je einem Eselskadaver gefüllte Konzertflügel und zwei Brüder der Armenschule. (Ob Lars VON TRIER sich hier auf diesen Film bezieht, kann ich nicht beurteilen, gesehen hat er ihn allerdings bestimmt.)
Wir sehen BREUGHELs „Jäger im Schnee" hinter einem Ascheregen, Justine im Brautkleid mit Blumenstrauß im Wasser liegend. Immer wieder die Erde und Melancholia, die sich fast tänzerisch bewegen. Tatsächlich findet ihre Schwester Claire später im Internet eine Grafik mit dem Titel „Earth and Melancholia, dance of death".

Ein solches Vorspiel gab es bereits im Vorgängerfilm „Antichrist", in dessen Präludium in Zeitlupe und Schwarzweiß die sexuelle Begegnung der Protagonisten gezeigt wird, während der ihr gemeinsamer Sohn zu Tode kommt. Dort allerdings wird unverschlüsselt der Ausgangspunkt für die folgende, grimme Geschichte gelegt, während in Melancholia eine Grundstimmung von Vergeblichkeit und Depression in plakativen Bildern erzeugt wird.

Keines der Bilder des Präludiums kommt so im folgenden Film vor, jedoch erkennen wir immer wieder die Situationen und Orte, auf die sich dieses Präludium bezieht: den Golfplatz, den Fluss, das Schloss, den Wald etc. Meiner Ansicht nach ist diese Sequenz so eindrucksvoll gestaltet, damit sich der Zuschauer während des Filmes immer wieder darauf rückbeziehen kann – ein Eindruck, der sich mit jedem neuen Ansehen des Filmes verstärkt.
Diese Bilder sind wunderschön und hochgradig künstlich verfremdet. Damit stehen sie in einem krassen Gegensatz zum Rest des Filmes.

Dieser wurde größtenteils mit einer Handkamera gedreht. Das steht in der Tradition mit den früheren Werken Lars VON TRIERs und ist zu einer Art Markenzeichen geworden. Mehrere Kritiker haben behauptet, in seinen Filmen werde man seekrank.
Lars VON TRIER erklärt, das man nicht auf den Rahmen des Filmes schauen sollte, sondern auf das, was im Rahmen vorgeht. Man würde dann von der Handlung eingefangen und nicht seekrank.
Die besondere Technik Lars VON TRIERs besteht darin, die Schauspieler das spielen zu lassen, was sie glauben, im Drehbuch gelesen zu haben, während die Kamera sich zwischen ihnen bewegt. Sie sollen nicht wissen, wo die Kamera gerade ist und nicht zur Kamera spielen. Der Kameramann ist angewiesen, der Handlung zu folgen und nicht zu „verfeinern". Es gibt keine Regieanweisungen für den ersten „Take" einer Szene. Lars VON TRIER sagte seinem Kameramann, er solle keine Fehler vermeiden, Fehler seien ein Geschenk.
So bekommt vor allem der erste Teil einen fast dokumentarischen Charakter mit „scharfgezogenen" Bildern und „abgeschnittenen" Köpfen. Ein gutes Beispiel hierzu ist die Szene vor dem Servierwagen, in der sich Justine mit Ihren Chef überwirft (ab 00:55:50).
Zudem sind die Emotionen sehr viel direkter zu erleben, da wir nicht den Eindruck einer dramatisierten Szene bekommen. Das Gefühl entspricht eher dem, als wären wir selbst zu Gast und würden Zeuge einer peinlichen Konfliktsituation, an der wir selbst nicht beteiligt sind, die uns aber doch mitnimmt.

Untermalt wird alles von dem Präludium zu WAGNERS „Tristan und Isolde". Dies ist auch die gesamte Filmmusik. Es gibt nichts anderes.

Im ersten Teil mit dem Titel „Justine" wird die Hochzeitsfeier zwischen Justine und Michael gezeigt.
Das Paar kommt zu spät zur eigenen Hochzeit, da die Stretchlimousine die engen Wege nicht überwinden kann. Schon hier haben wir eine scheinbar ausweglose Situation vor uns.

Endlich angekommen, sind alle anderen Hochzeitsgäste schon seit Stunden da. Justine kümmert das nicht. Bevor sie sich der Hochzeitsgesellschaft stellt, will sie erst Ihr Lieblingspferd begrüßen.
Am Himmel macht Justine einen Stern aus. Ihr astronomiebegeisterter Schwager identifiziert diesen als Antares (hellster Stern im Skorpion). Später ist er dann nicht mehr zu sehen. Er wird – was der Zuschauer noch nicht weiß, aber aus der Kenntnis des Vorspiels vermuten kann – von dem Planeten Melancholia verdeckt.
Das Hochzeitsfest findet auf dem schlossartigen Anwesen Ihres Schwagers und Ihrer Schwester statt, welches sich isoliert und umgeben von einem Golfplatz befindet.
Die Gäste werden gebeten, die Anzahl von Bohnen in einem Glas zu schätzen. Derjenige, welcher am nächsten kommt, würde einen Preis gewinnen. Die Zahl, die Justine später nennt, stellt sich als exakt heraus.
Justine erscheint uns am Anfang als strahlende, verliebte Braut. Dennoch sehen wir in diesem Strahlen von Anfang an immer wieder einen Schatten. Schnell wird klar, dass Justine offensichtlich ein psychisches Problem hat. Sie wird von ihrer Schwester Claire und ihrem Schwager immer wieder ermahnt, sich zusammenzureißen, obwohl noch gar nichts passiert ist.

Während des Festessens erfährt Justine eine Beförderung zum Artdirector durch Ihren Arbeitgeber, der ebenfalls Gast des Abends ist. Allerdings erwartet er von Ihr SOFORT (noch an diesem Abend) einen Slogan für die nächste Kampagne (mehr wird nicht gesagt). Justine wird (wie alle anderen Gäste) von ihrer unpassend gekleideten Mutter zynisch und ablehnend behandelt. Ihr Vater ist zwar gut gelaunt, aber eher mit sich selbst beschäftigt. Offensichtlich haben sich die Eltern schon vor längerer Zeit im Zorn getrennt und ihre Differenzen bis jetzt nicht beigelegt. Er ist zwar höchst feierlich gekleidet, wirkt aber durch seine zu langen und fettigen Haare seltsam ungepflegt. Er flirtet mit seinen Tischgenossinnen, die er alle Betty nennt, da seine beiden Nachbarinnen tatsächlich so heißen. Später wird er

Justine in seinem Abschiedsbrief ebenfalls „Betty" nennen. Außerdem ist der Organisator des Festes nur auf den erfolgreichen Ablauf des Abends und nicht auf das Wohlergehen des Paares bedacht.
Zunehmend wird Justine bedrängt, und versucht, sich mit den sie bedrängenden Zwängen zu arrangieren. Symptomatisch ist ein Gespräch mit Claire:

> Justine: *Ich bin immer nur am Lächeln.*
> Claire: *Du lügst uns alle an.*

Diese Anpassung an das, was von ihr erwartet wird, gelingt Justine nicht. Sie wird auf ihrer eigenen Hochzeit immer einsamer und schlägt schließlich eine zerstörerische Bahn ein.

Sie überwirft sich mit Ihrem Boss, wird dabei beleidigend und verliert dadurch ihre Stelle. Sie hat mit einem ihr fremden jungen Mann Sex auf dem Golfplatz und beendet damit ihre junge Ehe.
Der Hochzeitsplaner sagt: *Sie hat mir die Hochzeit ruiniert, ich werde sie nicht mehr ansehen.*
Am Morgen verlassen die letzten Gäste das Schloss. Wir sehen Justine auf einem Stapel schon zusammengestellter Stühle sitzen. Ein Bild der absoluten Einsamkeit – physisch verlassen und emotional verlassen.

Ende des ersten Teils.

Der zweite Teil – mit dem Zwischentitel „Claire" – beginnt (wahrscheinlich ca. 3 Monate später, da im ersten Teil die Maiglöckchen blühen und im zweiten Teil schwarze Johannisbeeren geerntet werden) mit einen Telefongespräch zwischen Claire und der jetzt offensichtlich schwer gestörten Justine. Auf dem Schloss befinden sich Claire, ihr Mann, ihr Sohn und ein Verwalter, sowie Personal, welches aber kaum auf der Leinwand auftaucht. Es gibt offensichtlich momentan keine weiteren Gäste.
Claire sorgt dafür, dass Justine von einem Taxi wieder zum Schloss gebracht wird.
Bei ihrer Ankunft kann sie noch nicht einmal selbständig laufen und befindet sich offenbar im Zustand tiefster Depression. Claire muss ihr bei allen Verrichtungen helfen.

Nach und nach löst sich der Zustand, und Justine wird wieder selbständiger. Ihre depressive Grundstimmung bleibt jedoch.
Im Hintergrund nähert sich der Planet „Melancholia" der Erde. Offiziell wird er vorbeifliegen.
Claire ist jedoch besorgt und findet im Internet auch Voraussagen für eine Kollision von Erde und Melancholia (ein ausgedrucktes Schema heißt „Totentanz").
Ihr Mann versucht, sie zu beruhigen und tatsächlich beobachtet die Familie von der Terrasse des Schlosses aus den Vorbeiflug des Planeten.
Justine <u>weiß</u> allerdings, dass die Menschheit untergehen wird. Mehr noch, sie <u>weiß</u>, dass die Menschen allein im Weltall sind. *Ich weiß es einfach* sagt sie und führt zum Beweis die exakte Bohnenmenge an.
Justine wird im gleichen Maße stärker, in dem ihre vernünftige Schwester schwächer und ängstlicher wird. Bei einem gemeinsamen Ausritt verweigern die Pferde das Überschreiten einer Brücke, woraufhin Justine ihr geliebtes Pferd brutal schlägt. Der Strom fällt aus und das Personal erscheint nicht mehr zur Arbeit. Als die unabwendbare Katastrophe klar wird, bringt Claires Ehemann sich um. Claire versteckt die Leiche, wohl, um ihren Sohn nicht zu belasten.
Der Wunsch Claires nach einem gemeinsamen Abschiednehmen bei einem Glas Wein auf der Terrasse wird von Justin brüsk und brutal abgelehnt. Als Claire versucht zu fliehen, wird ihr die Nutzlosigkeit ihres Tuns klargemacht: *Wo willst du denn hin?* Außerdem funktionieren die Autos nicht mehr. Um ihren Neffen zu beruhigen, baut Justine zusammen mit ihm und Claire aus großen Ästen eine "Magische Schutzhöhle". Sie hatte ihrem Neffen schon lange den Bau einer „Höhle" versprochen. Die drei setzen sich unter die Äste, halten sich an den Händen und die Erde wird zerstört.

Schwärze
Stille
Abspann (anfangs) ohne Musik

Mein persönlicher Eindruck von diesem Film

Ich war mit diesem Film lange allein. Gesehen habe ich ihn zum ersten Mal während ich auf einem Seminar in Hannover war, einer mir bis dahin unbekannten Stadt. Als ich allein aus dem Kino kam, schrieb ich noch im Foyer eine Email an einen Freund, in der ich ihn dringend aufforderte, diesen Film anzusehen. Etwas Vergleichbares habe ich weder vorher noch seitdem gemacht.

Nur sehr wenige von meinen Freunden, Bekannten oder Familienangehörigen waren bereit, diesen Film anzusehen. Den eingefleischten Actionfilmfans ist Lars VON TRIER zu langsam. Freunden des Arthouse-Kinos ist er zu intensiv. Eine immer wiederkehrende Ablehnung läßt sich am besten so zusammenfassen: „Wenn ich einen Film sehe, möchte ich mir davon doch den Abend nicht verderben lassen".

Ich frage mich, warum die Verehrer Lars VON TRIERS (zu denen ich mich natürlich unbedingt zähle), sich so etwas antun. Die Antwort liegt vielleicht darin, daß wir zutiefst berührt werden.

Es gibt kaum einen anderen Filmemacher, dessen Werke einen so nachhaltigen Eindruck machen, dass wir die Bilder jahrelang in uns tragen. Zuschauern, die von dieser Art Film gelangweilt sind, entgeht m.E. ein großes Erlebnis. Die übermäßige Gefühlsbelastung, die durch solche Filme ausgelöst wird, kann ich allerdings nachvollziehen. Die Schlussszene, in der Justine abgeklärt und beruhigend wirkt, während Claire vollkommen verzweifelt ist, rührt mich jedesmal zu Tränen.

Warum aber gibt es tragisch endende Filme, die mehr Zuspruch finden? Ich stehe hier zu meiner Vorliebe für Horrorfilme. Zudem behaupte ich, dass SHAKESPEARE, der gezwungen war, publikumswirksame Stücke zu schreiben, der Vater des modernen Horrorstückes ist. Was ist Macbeth anderes als eine Gruselgeschichte und eine äußerst blutige dazu? König Lear ist ein Abstieg in den Wahnsinn, mit drastischen Verstümmelungsszenen verziert. Richard III ist fast Grand Guignol.

(Diese Betrachtungsweise ist natürlich bewusst provokant formuliert und bildet das großartige Gesamtwerk des Meisters nicht annähernd ab.)

„28 Weeks later", die sogenannten „Zombie" - Filme, "Hellraiser", "Nightmare" etc. etc. sind allesamt negativ endende, ja nihilistische Filme. Sie erfreuen sich trotzdem großer Popularität. Ich denke, das ist nicht allein mit der gefälligen Erzählweise zu erklären, sondern eher mit der Tatsache, dass es sich um eine Art Märchen handelt, die von außen betrachtet werden, etwa so wie der Blick in ein Aquarium. Das Gesehene hat nichts mit uns zu tun. Der negative Ausgang des Märchens und die Tatsache, dass wir eben nicht im Märchen, sondern in der wirklichen Welt leben, verschafft

uns die Bestätigung (die Bestätigung der Illusion), dass es in unserer Welt gut ausgehen wird – dass wir überleben.
Bei Lars VON TRIER ist das nicht so. Lars VON TRIER nimmt uns mit in das Geschehen (siehe auch weiter oben die Ausführung zur Kameratechnik). Wir sind unmittelbar betroffen, wenn wir uns auf diese Bilder einlassen. Das Erzählte ist plausibel, realistisch und nachvollziehbar.

Ähnlich war es mir mit Lars VON TRIERs „Antichrist" gegangen, jedoch habe ich diesen während eines Homöopathieseminars gesehen. Auch hier war ich mit den Eindrücken des Filmes allein, wurde aber in einer mir angenehmen Gruppe von Freunden und Kollegen aufgefangen.

Weitere Bemerkungen zum Film

Bevor ich in die homöopathische Analyse der Personen einsteige, vielleicht noch einige Gedanken:
Insbesondere im zweiten Teil wird die Ausweglosigkeit durch einen immer enger werdenden Aktionsradius gespiegelt. Zuerst ist die Überquerung der Brücke unmöglich, dann das Verlassen des Grundstückes, zuletzt ist die Schutzhöhle der einzig verbliebene Platz.
Das Hinkommen zur Hochzeit ist ebenfalls schwierig. Hier funktioniert es umgekehrt: Justine versucht, zu ihrer Hochzeit, zu etwas Positivem und Normalem, zu gelangen. Das gelingt nicht wirklich.
Justine hat am Ende des ersten Teils alles verloren (oder sich davon befreit). Sie hat nichts mehr zu verlieren. Es gibt keine Arbeit mehr, keinen Ehemann und ihre Eltern haben sie beide auf eine unterschiedliche, aber sehr verachtende Art verlassen. Das Verhältnis zu ihrer Schwester Claire ist ein besonderes. Claire möchte sich um Justine kümmern, aber auch kontrollieren. Ansonsten gibt es kaum Gemeinsamkeiten.

Die Filmmusik besteht ausschließlich aus der Ouvertüre zu „Tristan und Isolde".
Auf die Frage, ob diese Musik melancholisch sei, antwortet VON TRIER, es sei eher eine romantische Musik. Außerdem ist es für ihn wichtig, dass es sich hier um ein Präludium und NICHT um eine Ouvertüre handelt. WAGNER selbst hat dies immer mit dem deutschen Wort „Vorspiel" bezeichnet.

Dies hat den Kritiker Wolfgang M. SCHMITT JUN. zu der Analyse veranlasst, Justine stehe für Tristan und Melancholia für Isolde. Tatsächlich finden sich viele Hinweise für eine solche Interpretation.
Justine „badet" nachts im silbrigen Licht des zweiten "Mondes", des herannahenden Planeten. Sie erwartet ihn wie einen Liebhaber. Obwohl Justine keine Todessehnsucht ausspricht, ist sie doch höchst fatalistisch und abgeklärt, keinesfalls ängstlich.
In der WAGNER-Oper kommt es zu einer seltsamen Verklärung des Todes als Idealzustand, den die beiden Liebenden erreichen möchten. Sie gehen davon aus, auf ewige Zeit im *Wunderreich der Nacht* zusammen zu sein, während Justine sich klar ist, dass es nicht weitergeht. *Die Menschheit ist schlecht, aber sie wird nicht mehr lange da sein.*
Die oft als „Isoldes Liebstod" bezeichnete Schlussarie beschreibt aber eben NICHT den Tod von Isolde. Laut Regieanweisung sinkt sie *entseelt über dem Leichnam Tristans zusamme"*. Bei WAGNER heißt dies *Isoldes Verklärung*.
Hier können wir ebenfalls eine Parallele ausmachen: Tristan wird von Isolde im ersten Akt von einer schweren Verwundung geheilt. Diese hat er erlitten, als er Isoldes Verlobten tötete. Isolde verliebt sich in Tristan. Allerdings soll Isolde mit Tristans Lehnsherr König Marke verheiratet werden, der Tristan dann als Brautwerber schickt. Isolde will sich und Tristan auf der Überfahrt nach Cornwall vergiften, jedoch wird das Gift von ihrer Kammerzofe gegen einen Liebestrank ausgetauscht, den beide trinken.
Im weiteren Verlauf wird Tristan erneut schwer verwundet und auf seinem Schloss gesund gepflegt. Im Fieberwahn erwartet er Isoldes Kommen. Bei ihrem Eintreffen reißt er sich die Verbände vom Leib und stirbt.
Isolde fungiert hier als Heilerin und Todesbringerin. Die erwartete Heilung ist zum Ende auch der Tod.
Im Film erwartet Justine die herannahende Katastrophe zwar nicht ungeduldig, aber stoisch.
Während dieser Zeit wandelt sich ihr Zustand von einer völligen Hilflosigkeit und tiefsten Depression hin zu einer arroganten, fatalistischen aber auch starken Haltung. Sie gesundet förmlich, je näher das Ende kommt.
Warum?
Nachdem sie im ersten Teil alles, was ihr Leben ausmachte, zerstört hat, fragen wir uns das.

Sie war erfolgreich in Ihrem Beruf, hatte einen liebenden Partner und viele Freunde. Ich schrieb weiter oben, sie habe sich befreit. Offensichtlich ist diese zerstörerische Tendenz nicht nur mit einer tiefen Depression zu erklären. Ganz offensichtlich werden hier Fesseln gesprengt, was es möglich macht, aus einer beengenden und krank machenden Situation zu fliehen. Letztendlich ist auch das Ende allen Lebens ein Beenden einer krank machenden Situation.

Justine krankt am Dasein. Und Melancholia ist auch hier Heiler und Todesbringer zugleich.
Justine baut mit ihrem kleinen Neffen aus ein paar Ästen eine zeltartige Konstruktion, die „magische Schutzhöhle". In dieser Hütte könne ihm nichts geschehen, sagt sie ihm und erwartet gelassen mit ihm und ihrer zutiefst verängstigten Schwester das Ende.
Auch dies ist eine Verklärung. Das Ende ist zugleich die Beendigung des als belastend empfundenen Daseins.
Justine spricht nie von einer Todessehnsucht, auch spielt sie nicht mit Selbstmordgedanken. Zwar zeigt uns Lars VON TRIER eindeutig das Ende von allem Leben, aber man geht nicht mit einem verzweifelten Gefühl aus dem Kino, sondern zwar geschockt, aber auch mit einem erhebenden Gefühl (anders als beispielsweise bei HANEKEs "Der siebte Kontinent", der ein widerliches Gefühl zurücklässt). Es muss da noch eine subtile andere Botschaft geben. Ist es womöglich doch nicht der Tod, ist es vielleicht eine Art von Transzendenz, die auf die Protagonisten wartet? Ich kenne jemanden, der sich des Gefühls nicht erwehren kann, dass die magische Schutzhöhle vielleicht doch funktioniert hat, wenn auch vielleicht auf eine Weise, die wir uns überhaupt nicht vorstellen können.

Homöopathische Analyse

Justine – erster Teil:

Zu Beginn erleben wir Justine als strahlende, verliebte Braut eines Mannes, der ihr herzlich zugetan ist. Schon hier macht sich meiner Ansicht nach Platin bemerkbar: z.B. indem Justine darauf besteht, trotz der massiven Verspätung zuerst ihr Lieblingspferd zu begrüßen ("Hochmut"). Justine schwebt über den Anderen, ohne auf deren Ebene herunter zu kommen.

Eine wirkliche freundschaftliche Kommunikation mit den Hochzeitsgästen wird nicht gezeigt. Totzdem scheint sie von allen gemocht, sogar bewundert. Sie hingegen spricht eigentlich nur mit ihrer engsten Familie.

Die Schwierigkeiten des Fahrers, der nicht in der Lage ist, die lange Limousine über den engen Weg zu steuern, bringen sie nicht aus der Fassung, ebensowenig die Vorwürfe ihrer Schwester und ihres Schwagers wegen der massiven Verzögerung des geplanten Ablaufes der Festivitäten. Es wird nicht gezeigt, daß der Wagen „die Kurve kriegt".
Auch Justine scheint mit der Hochzeit zu versuchen, in einen stabilen Zustand zu kommen, also „die Kurve zu kriegen". Justine und Michael erreichen das Haus zu Fuß, aber in bester Laune. Schon hier bricht Justine mit dem Besuch des Pferdes aus dem ihr auferlegten Zwang aus. Die Feierlichkeiten sind eine hochgradig sykotische Angelegenheit. Oft wird gesagt, dass man bestimmte Dinge *noch nicht geschafft* hat, also Programmpunkte nicht abgearbeitet hat. Die davon am meisten gestressten Personen sind allerdings eher Justines Schwester Claire und der von Udo Kier großartig verkörperte Hochzeitsplaner, der das Fest als seines begreift und das Scheitern als Angriff gegen seine Person. (*Sie hat mir mein Fest verdorben, ich werde sie nicht mehr ansehen*). Zudem wird angedeutet, dass Justine in der Vergangenheit schon auffällig geworden ist, indem Claire sie bittet, *heute kein Theater* zu machen.
Der Ausgangszustand ist eigentlich kein krankhafter. Zum homöopathischen Verständnis hier ein Repertorisationsversuch:

1	Gemüt - Liebevoll, voller Zuneigung, herzlich	86
2	Gemüt - Hoffnung, voller	56
3	Gemüt - Hoffnung, voller - abwechselnd mit - Verzweiflung	6
4	Gemüt - Hoffnung, voller - abwechselnd mit - Entmutigung	5
5	Gemüt - Beschwerden durch - Vernachlässigung; durch	25
6	Gemüt - Beschwerden durch - Kränkung, Demütigung	78

7	Gemüt - Tiere - liebt Tiere, Tierliebe - Pferde	4
8	Gemüt - Stimmung, Laune - wechselnd, wechselhaft	133
9	Allgemeines - Abwechselnde Zustände	55
10	Allgemeines - Widersprüchliche und abwechselnde Zustände	39
11	Gemüt - Aktivität - Verlangen nach - kreativer Aktivität, kreativer Schaffensdrang	60
12	Gemüt - Kunst - Talent zur	16
13	Gemüt - Intelligent - künstlerisch veranlagt	1

	carc.	staph.	ign.	sulph.	puls.	nat-m.	lyc.	lach.
	12/15	9/16	8/16	8/12	7/15	7/14	7/12	7/9
1	1	2	2	2	3	2	1	1
2	1	2	1	1	1	1	1	1
3	1	-	-	-	-	-	-	-
4	-	2	-	-	-	-	-	-
5	1	1	1	1	1	2	1	1
6	2	4	3	2	2	3	3	2
7	1	-	1	-	-	-	-	1
8	2	1	3	2	2	2	3	-
9	1	-	1	1	2	1	2	1
10	2	2	4	-	4	3	-	-
11	1	1	-	2	-	-	1	2
12	1	1	-	1	-	-	-	-
13	1	-	-	-	-	-	-	-

Zur Auswahl der Symptome:
„Liebevoll" ist Justine zu Beginn, später wird dies durch Ihren depressiven Zustand verschüttet. Allerdings ist ihre Zuneigung zu ihrem Neffen immer offensichtlich.
„Hoffnung" ist das, was verloren geht. Sicherlich ist das der Hauptgrund des Absturzes. Ohne diese Hoffnung auf eine stabile Zukunft wäre der Ausgangszustand nicht möglich.
Da nicht gesagt wird, worin Justines frühere Schwierigkeiten bestanden, erscheinen mir die Rubriken zu den wechselnden Zuständen angemessen. Sie hat ja trotz ihrer Schwierigkeiten eine offensichtlich glänzende Karriere in der Werbung gemacht und eine anfangs funktionierende Beziehung zu ihrem Mann erreicht.
In den Reden und dem Verhalten der Eltern wird klar, daß beide eher um sich selbst kreisen und mit ihren eigenen Konflikten beschäftigt sind. Dexter sagt in seiner Rede: *Was kann ich sagen, ohne über ihre Mutter zu reden...* Was Gaby dann, obwohl sie ausdrücklich keine Rede halten wollte, zu einer bösen Tirade veranlasst. Man muss davon ausgehen, daß dies eine lange bestehende Situation ist, was auch im späteren Verhalten der beiden Eltern ihren Ausdruck findet. Also „Zurückweisung" und „Vernachlässigung", obwohl dies Spekulation ist. Allerdings erklärt das zum Teil die Zerrissenheit Justines. Letztendlich beginnt sich ihr Zustand nach diesen Reden zu destabilisieren.
Ihr Chef betont in seiner Rede Justines ungemeines Talent, ja er reduziert sie geradezu darauf.
Daher die Rubriken zu Kunst und Kreativität.
Bei einer Repertorisation eines echten Patienten hätte ich diese Rubriken, sowie die Rubriken zur Hoffnung kombiniert, hier lasse ich sie zum besseren Verständnis stehen. (Kombinieren bedeutet das Zusammenfassen der Mittel in eine Rubrik – eine Möglichkeit in der Radar-Software. Die Grade der Mittel bleiben erhalten, in der kombinierten Rubrik werden die Mittel aber nicht mehr mehrfach gezählt. So kann man ein verfälschendes Gewichten von Mitteln vermeiden, welches auftreten kann, wenn man verschiedene ähnliche Rubriken wählt.)
Eine solche Kombination hätte Carcinosinum noch mehr unterstrichen. Natürlich sind hier die üblichen Polychreste ebenfalls rein rechnerisch weit vorn zu finden. Platin und Aurum würden bei einer Kombination ebenfalls weiter vorn stehen.

Carcinosinum beschreibt den Ausgangszustand sehr treffend. In diesem Zustand ist die umgebende sykotische Situation gut zu ertragen.
Von Staphysagria kennen wir die Fähigkeit zum Aushalten dessen, was man eigentlich nicht aushalten kann und die Fähigkeit, dabei auch noch lieb zu sein (VITHOULKAS). Bis es dann irgendwann zu einer Explosion kommt (oder auch einer Implosion). Auch die hier nur zu vermutenden Causae würden zu Staphysagria passen, bei dem gestörten Verhältnis, das ihre Eltern zueinander haben.
Carcinosinum entspricht einerseits dem Verlangen nach Harmonie, für das sie anfangs einiges "hinunterschluckt", aber auch den Tendenzen zum regressiven Rückzug (z.B. in die Badewanne), weil die sykotische Situation dieser Hochzeit bei Justines hauptsächlich tuberkulinischer Struktur nur schwer zu ertragen ist. Später wird allerdings aus dieser tuberkulinisch-carcinosinischen Konstellation etwas anderes.

Nach den Reden taucht Justine immer tiefer in traurige Zustände. Wir bekommen den Eindruck, daß sie mit großer Anstrengung immer wieder versucht, sich daraus hervor zu kämpfen.
Durch Erwartungen, die andere an sie haben, ist sie mehr und mehr überfordert. Häufig verlässt sie ihre eigene Hochzeit, einmal sogar, um ein Bad zu nehmen. Dies kann man als einen Versuch werten, wieder in einen stabilen carcinosinischen Zustand zurückzufinden. Zudem gibt es eine Szene, in der Justine in der Bibliothek offen ausgestellte Bildbände mit abstrakten Malereien gegen gegenständliche austauscht. Eines dieser Bilder ist die „Ophelia" von John Everett MILLAIS, das die verstoßene Verlobte Hamlets im Wasser treibend vor ihrem Ertrinken darstellt (so wie wir Justine im Prolog im Wasser treibend sehen). Auch hier ein carcinosinischer Bezug.
Sie versucht, bei ihrer entfremdeten Mutter Trost zu finden: *Ich habe Angst, Mutter*. Nur um mit einem verächtlichen *Wir haben alle Angst, Schätzchen* abgetan zu werden.
Beim wiederholten Betrachten stellt sich die Frage, ob Justine im ersten Teil wirklich krank ist, oder aus einer unerträglichen Situation ausbricht. Dann wäre die Angst, die sie ihrer Mutter klagt, eine Angst vor der zukünftigen Situation, einer Stase mit Ehemann und sicherer Arbeit.

Die folgenden Taten wirken wie ein Befreiungsschlag:

Sie lässt ihren Ehemann auf einer rührenden Liebesgabe sitzen. Er hat einen Apfelgarten gekauft, in dem Justine sich erholen könne (von ihren depressiven Stimmungen?). Das Foto von diesem Garten vergisst sie mehrfach, obwohl Michael ihr aufgetragen hat, sie möge es fortan immer bei sich tragen.
Er hat diesen Garten gefunden und gekauft, das aber nicht mit Justine besprochen. Das ist erneut der Versuch, über sie zu bestimmen, ein Korsett, aus dem sich Justine befreien MUSS.
Hinzu kommt, dass er mit seiner Äußerung, sie könne sich dort erholen, wenn es ihr nicht gut gehe, davon ausgeht, dass ihre psychischen Probleme sich nicht ändern werden, wo doch für Justine selbst diese Heirat gerade der Versuch ist, das zu überwinden ("die Kurve zu kriegen").
Auch Ihr Chef, den sie mit einer Hasstirade vor den Kopf stößt, hat versucht, sich ihrer Kreativität zu bemächtigen, indem er seinen jungen Angestellten auf Justine ansetzt: *Versuche, den neuen Slogan aus ihr heraus zu holen!* Dieser schafft das nicht und wird daraufhin entlassen.
Mit ebendiesem Jungen hat Justine Sex auf dem Golfplatz (nachdem sie Michael bei einem entsprechenden Versuch zurückgewiesen hat). Dies ist ein fast raubtierhafter, brutaler Akt, an dem er kaum mitwirkt, die Initiative liegt allein bei Justine. Zudem wird der Geschlechtsakt zu einem destruktiven Instrument.
In diesem Akt treffen sich alle drei Filme. Für mich ist das wie die Achse einer Wippschaukel.
Es gibt keine Zuneigung oder sexuelle Erregung, der Akt ist einzig ein weiteres Mittel zur Zerstörung ihres bisherigen Daseins. Auch wird er nicht mit Subtilität eingesetzt, sondern eher wie ein großer Vorschlaghammer.
Ihr bisheriges Leben ist jetzt völlig zerstört und sie bleibt am Ende des ersten Teils völlig vereinsamt zurück.

1	Gemüt - Beschwerden durch - Vernachlässigung; durch - Vater; durch den	11
2	Gemüt - Beschwerden durch - Vernachlässigung; durch - Mutter; durch die	14
3	Gemüt - Beschwerden durch - Vernachlässigung; durch	25
4	Gemüt - Zorn - heftig	110

5	Gemüt - Heftig, vehement	134
6	Gemüt - Beschwerden durch - Verachtung; verachtet zu werden	32
7	Gemüt - Beschwerden durch - Ablehnung, Zurückweisung	13
8	Gemüt - Aktivität - Verlangen nach - kreativer Aktivität, kreativer Schaffensdrang	60
9	Gemüt - Abscheu - allgemeiner Abscheu	62
10	Gemüt - Tod - Vorahnung des Todes	80
11	Gemüt - Intuitiv, Intuition	8
12	Gemüt - Beschimpfen, beleidigen, schmähen	108
13	Gemüt - Tiere - liebt Tiere, Tierliebe - Pferde	4
14	Gemüt - Destruktivität, Zerstörungswut	69
15	Gemüt - Beschwerden durch - Kränkung, Demütigung	78
16	Gemüt - Froh - abwechselnd mit - Traurigkeit	76
17	Gemüt - Hellsehen	66
18	Gemüt - Unfreundliche Stimmung	9
19	Gemüt - Beschwerden durch - Bevormundung	39
20	Gemüt - Traurigkeit - Zorn - nach Zorn	13
21	Gemüt - Beschwerden durch - Zorn	144
22	Gemüt - Haß	96
23	Gemüt - Hochmütig, arrogant	135

	sep.	plat.	lyc.	staph.	lach.	nux-v.	nat-m.	sulph.	aur.
	18/22	17/26	16/31	16/29	16/24	15/34	15/30	15/23	14/27
1	-	-	1	1	1	2	1	1	1
2	1	1	-	-	-	1	2	-	-
3	1	1	1	1	1	2	2	1	1
4	2	2	2	3	1	4	2	1	4
5	2	1	2	1	2	3	2	2	3

	sep.	plat.	lyc.	staph.	lach.	nux-v.	nat-m.	sulph.	aur.
6	1	2	1	2	-	3	3	1	2
7	1	-	3	-	-	-	2	2	2
8	-	-	1	1	2	-	-	2	1
9	1	1	2	-	2	-	-	1	1
10	1	2	2	1	2	2	1	1	-
11	1	-	-	-	-	-	-	-	-
12	2	1	3	1	1	3	2	1	2
13	-	1	-	-	1	-	-	-	-
14	1	1	-	1	1	2	-	1	-
15	1	1	3	4	2	2	3	2	2
16	1	2	1	1	1	2	2	-	2
17	-	-	-	-	1	-	-	-	-
18	-	1	-	-	-	-	-	-	-
19	1	-	2	2	-	-	1	-	-
20	1	1	-	3	-	1	-	-	-
21	2	3	2	4	2	4	2	1	3
22	1	1	1	1	2	2	4	3	2
23	1	4	4	2	2	1	1	3	1

Ich habe hier eine Menge Rubriken verwandt, die zum Teil Ähnliches bedeuten; weiter oben habe ich bereits meine Vorliebe für die Kombination mehrerer Rubriken erwähnt.

Mir ist nicht nachvollziehbar, dass Platin NICHT bei "Vernachlässigung durch den Vater" steht, bei solcher durch die Mutter aber durchaus. Wie dem auch sei, diese drei Rubriken sollten zusammengefasst werden. Genauso sollten die Rubriken "Beschwerden durch Ablehnung, Zurückweisung", und "Beschwerden durch betrogene Freundschaft" zusammengefasst werden. Die letztere Rubrik habe ich wegen des Verhalten ihres Chefs gewählt. Gekränkt und bevormundet wird Justine eigentlich dauernd.

Die Vorahnung des Todes kann aus der Auswahl des Ophelia-Bildes abgeleitet werden. Zudem weiß Justine genau, wieviele Bohnen in dem Glas sind. Daher die Rubriken „Hellsehen" und Intuition. Ein weiterer Hinweis auf diese Fähigkeiten ist, dass ihr Chef davon spricht, dass sie den Slogan "empfängt".

Die beiden Rubriken zu „arrogant" sind sicherlich diskussionswürdig. Es handelt sich nicht wirklich um einen manischen, also wahnhaften Zustand, jedoch wirkt sie im ersten Teil nur während Ihres Ausbruches wirklich arrogant auf mich. Dies ändert sich im zweiten Teil, doch dazu später mehr.

Das führende Mittel ist Platin. Carcinosinum ist auf Platz 10 gefallen, gefolgt von Aurum. An zweiter Stelle steht Sepia. Bei anderen Repertorisations-Versuchen stand Sepia sogar an erster Stelle.

Für mich wirkt es, als wäre Sepia der Zustand, der angestrebt wird (siehe die Rubriken "Hellsehen" und "Intuition": in beiden ist Platin abwesend).

Beim Ansehen des Films wirkt Justine wie ein Kugelblitz oder Meteor, der durch die Gesellschaft fegt und alles zerstört – natürlich nur die gesellschaftlichen Verbindungen (während der Planet Melancholia dann wirklich alles zerstören wird). Sie entfernt sich immer mehr aus der Gesellschaft und bringt alle gegen sich in Stellung.

Platin passt auch zu diesem Zustand des völligen Verlassenseins, der völligen Isolation.

Im ersten Teil fand ein Abstieg aus einem vermeintlich guten Zustand und einer schönen Situation in eine vermeintlich schlimme Situation statt. Im zweiten Teil sieht das Bild anders aus. Fast spiegelbildlich kommt Justine aus einem denkbar schlechten Zustand in einen besseren, sie erstarkt förmlich.

Justine – zweiter Teil

Der zweite Teil beginnt damit, dass es Justine sehr schlecht geht. Sie wird deshalb von Ihrer Schwester wieder in das Schloss zurückgeholt. Bei der Ankunft ist sie in eine Decke gehüllt, sie ist schmutzig und kann kaum laufen oder reden. Das Baden ist auch unter Mithilfe von Claire unmöglich. Ihr Lieblingsessen, welches speziell für sie zubereitet wurde, schmeckt ihr wie Asche. Aber langsam erholt sie sich. Eher unwillig nimmt sie an einem Ausritt mit Ihrer Schwester teil, auf dem sie ihr Lieblingspferd brutal und verzweifelt schlägt, als es die Überquerung der Brücke verweigert.

Dieser Ausbruch schockiert besonders, da Justine ja gerade dieses Pferd so besonders liebt.
Erneut wird hier eine Einengung gezeigt, ein Bild für eine Situation, aus der ein Ausweg sichtbar ist, aber nicht beschritten werden kann. Justine ist verzweifelt, ihre Aggression eigentlich gegen sich selbst gerichtet. Dieser Zustand überträgt sich später auf ihre Schwester Claire.

Danach stabilisiert sich ihr Zustand auf ein aggressives, missmutiges und abweisendes Dasein. Nur zu Ihrem Neffen Leo, der sie als „Tante Stahlbrecher" bezeichnet, hat sie ein zugewandtes, zärtliches Verhältnis. Die Bezeichnung scheint ein Hinweis auf Justines frühere Stärke zu sein. Natürlich hat Justine erhebliche psychische Probleme, worauf schon mehrfach hingewiesen wurde. Jedoch hat sie auch eine glänzende Karriere gemacht. Stärke und Durchsetzungsvermögen sind also vorhanden. Außerdem braucht es eine große Kraft, sich so zu befreien, wie Justine es getan hat. Stahlbrecher ist durchaus passend.

Sie wird äußerst fatalistisch, indem sie sagt: *Die Menschheit ist schlecht, aber das ist nicht schlimm – sie wird nicht mehr lange da sein. ... Es gibt niemand anderes, wir sind allein.* Sie begründet ihre Sicherheit mit ihrem genauen Wissen der Anzahl der Bohnen beim Gewinnspiel auf ihrer Hochzeit. *Wenn ich sage, wir sind allein, dann sind wir allein.*

1	Gemüt - Erotisch	83
2	Gemüt - Prophezeit	23
3	Gemüt - Hellsehen	66
4	Gemüt - Spotten - Sarkasmus, beißender Spott	41
5	Gemüt - Menschenfeindlichkeit, Misanthropie	60
6	Gemüt - Hartherzig, unerbittlich	39
7	Gemüt - Stimmung, Laune - abweisend, zurückweisend	55
8	Gemüt - Abscheu - Leben; gegen das	93
9	Gemüt - Tod - Vorahnung des Todes	80
10	Gemüt - Tod - Gewißheit des (eigenen) Todes	15
11	Mund - Geschmack - verändert	131

12	Gemüt - Abneigung - Menschen; gegen - bestimmte; gegen	33
13	Gemüt - Tadelt sich selbst, macht sich Vorwürfe	86
14	Gemüt - Angst - Fahren oder Reiten, beim	16
15	Gemüt - Antworten - Abneigung zu antworten	90
16	Gemüt - Beschwerden durch - Verachtung; verachtet zu werden	32
17	Gemüt - Beschwerden durch - Vernachlässigung; durch	25
18	Gemüt - Brütet, grübelt	80
19	Gemüt - Empfindlich - bestimmte Personen, gegen	10
20	Gemüt - Argwöhnisch, mißtrauisch	146
21	Gemüt - Beschwerden durch - Enttäuschung	53
22	Gemüt - Beschwerden durch - Betrogenwerden	13
23	Gemüt - Heftig, vehement	134
24	Gemüt - Tod - wünscht sich den Tod, möchte sterben	100
25	Gemüt - Zorn - heftig	110
26	Gemüt - Lasziv, lüstern	116
27	Gemüt - Liebe - Familie; die	32
28	Gemüt - Liebevoll, voller Zuneigung, herzlich	86
29	Gemüt - Abneigung - Familienangehörige; gegen	33
30	Gemüt - Gemütssymptome - begleitet von - körperlichen Symptomen	94
31	Gemüt - Gemütssymptome - begleitet von - Schwäche	21
32	Extremitäten - Bewegung - Arme; der - schwierig	12

	aur.	sep.	nat-m.	lyc.	lach.	phos.	nux-v.	acon.
	25/46	24/35	23/40	23/36	22/37	22/37	21/45	21/34
1	-	2	2	2	2	1	3	1
2	-	-	-	-	3	-	-	2
3	-	-	-	-	1	2	-	2
4	-	1	-	1	2	-	1	-

	aur.	sep.	nat-m.	lyc.	lach.	phos.	nux-v.	acon.
5	2	1	1	2	1	2	-	1
6	-	2	1	-	-	-	1	-
7	1	1	-	1	-	1	1	1
8	3	2	3	2	2	3	3	-
9	-	1	1	2	2	2	2	3
10	-	-	-	-	-	-	-	-
11	1	2	2	2	1	2	2	2
12	2	1	1	1	-	1	-	-
13	2	1	2	1	1	-	3	2
14	2	1	1	1	2	1	-	1
15	2	-	2	-	-	2	3	1
16	2	1	3	1	-	2	3	1
17	1	1	2	1	1	-	2	-
18	1	1	1	1	1	-	1	1
19	1	-	-	-	-	-	-	-
20	2	2	-	4	3	2	2	3
21	3	1	3	2	2	1	2	1
22	3	1	3	3	1	-	2	-
23	3	2	2	2	2	2	3	1
24	3	2	2	1	2	1	1	1
25	4	2	2	2	1	1	4	3
26	1	2	1	1	3	3	1	2
27	2	-	1	-	1	1	-	-
28	1	1	2	1	1	2	2	1
29	1	3	1	1	-	1	-	-
30	1	1	1	1	2	3	3	3
31	1	-	-	-	-	1	-	1
32	1	-	-	-	-	-	-	-

Auch hier wieder eine Menge an Rubriken. Aurum, mein Favorit, an erster Stelle, gefolgt von Sepia. Ist Sepia der gesunde Zustand, der angestrebt wird?

Zu den einzelnen Rubriken:

"Erotisch" ist vielleicht überraschend. Jedoch gibt es eine Schlüsselszene, in der Justine, an einem Bachlauf liegend (fließendes Wasser, siehe oben die Ausführungen zu Ophelia und Carcinosinie). Hier ist Ophelia dem Bach entstiegen, aus der Situation gegangen) und badet, von ihrer Schwester beoabachtet, im Licht Melancholias (1:26:50).
Diese Szene zeigt eindrucksvoll den Körper von Kirsten Dunst und steht im krassen Gegensatz zu der Szene, in der Claire vergeblich versucht, Justine zu baden. In dieser wirkt der nackte Körper geradezu abstoßend häßlich (1:14:20).
Hier jedoch scheint Justine den herannahenden Planeten wie einen Liebhaber zu erwarten und liegt in einer hocherotischen Position.
In dieser Rubrik findet sich unverständlicherweise kein Aurum, wohl aber bei „lasziv, lüstern" die ich ebenfalls aufgenommen habe, die dieser Szene aber nicht wirklich gerecht wird.
Lars VON TRIER bezeichnet diese Szene des öfteren als „Beaver shot" (frei übersetzt Bärchenszene), was diese Rubrik dann doch rechtfertigt.
Auch findet sich Aurum nicht in „prophezeit", „Hellsehen" und „Intuition", die ich wegen ihrer Wichtigkeit mit aufgenommen habe. Ebenso „Vorahnung" und „Gewissheit des eigenen Todes".

Als sich der Zustand stabilisiert, ist Justine abweisend und sarkastisch, zugleich aber auch zunehmend liebevoll gegen ihre Schwester. Ihr Schwager John scheint ihr egal, und ihr Neffe wird von ihr geliebt. Also „Abneigung gegen bestimmte Menschen", „Spotten", „Hartherzig" etc...
Aurum sollte m.E. auf jeden Fall höherwertig in „Hartherzig" stehen.
„Abscheu gegen das Leben" ist hier nicht als Abscheu gegen ihr eigenes Leben gesehen, sondern gegen das Leben allgemein.
Genauso ist „möchte Sterben" NICHT als eine Suizidneigung aufzufassen, sondern als die Sehnsucht nach der Beendigung eines unerträglich gewordenen Zustandes, wie schon zuvor beschrieben.

Die Beschwerden durch Enttäuschung und Betrogenwerden aus dem ersten Teil sind, zumindest anfangs, noch da.

Auf Sepia passt das Gesagte ebenfalls sehr gut, jedoch steht hier die Schwärze der Depression und die unglaubliche, fatalistische Härte im Vordergrund. Man könnte bei dieser Art von Depression noch an Ignatia denken, aber hier fehlt mir die Verzweiflung. Auch Helleborus wäre möglich, ist in dieser Repertorisation allerdings weit abgeschlagen. Der Kern von Helleborus ist eine massive Trägheit und Abgestumpftheit, die Justine einfach nicht hat. Sie ist anfangs zwar gelähmt von ihrer Depression, aber keinesfalls abgestumpft.

Claire – erster Teil

Auch Claire durchläuft zwei Phasen. Im ersten Teil ist sie die vernünftige, beherrschende und ordnende Kraft, die die Katastrophe allerdings nicht verhindern kann. Sie versucht, die Hochzeit im Allgemeinen und Justine im Besonderen auf geordneten Bahnen zu halten und greift hilfreich ein, wenn etwas aus der Bahn läuft. Sie scheint allerdings nicht besonders mitleidig, sondern eher gereizt über Justines Krankheit: *Mach bitte heute keinen Unsinn.*

1	Gemüt - Sachlich, vernünftig	16
2	Gemüt - Konzentration - gut, aktiv	86
3	Gemüt - Beschwerden durch - Sorgen, Kummer	26
4	Gemüt - Sorgen; voller	105
5	Gemüt - Gewissenhaft, peinlich genau in bezug auf Kleinigkeiten	115
6	Gemüt - Sorgsamkeit, Sorgfalt	42
7	Gemüt - Sorgen; voller - Verwandte, um	18
8	Gemüt - Beschwerden durch - Sorgen, Kummer - geliebte Person; um eine	2

9	Gemüt - Angst - andere, um	46
10	Gemüt - Ordentlich	16

	vanil.	cocc.	tritic-vg.	ars.	sulph.	nux-v.	phos.	sep.
	8/11	7/16	7/10	6/13	6/13	6/12	6/10	6/9
1	-	-	2	-	-	-	-	1
2	1	-	1	-	1		1	2
3	2	3	-	1	-	3	2	-
4	2	3	1	2	2	1	1	1
5	1	1	2	4	3	2	1	3
6	-	1	-	3	3	3	-	2
7	2	2	1	1	2	-	1	-
8	1	3	-	-	-	-	-	-
9	1	3	1	2	2	2	3	1
10	1	-	2	-	-	-	-	-

Im zweiten Teil wird Claire zusehends besorgt über die bevorstehenden Ereignisse, was sich schließlich zu einer massiven Verzweiflung auswächst als der Untergang gewiss wird.

1	Gemüt - Angst - Erwartungsspannung, durch	79
2	Gemüt - Liebevoll, voller Zuneigung, herzlich	86
3	Gemüt - Furcht - geschehen; etwas werde	136
4	Gemüt - Furcht - Tod; vor dem - drohendem Tod, vor	30
5	Gemüt - Verzweiflung - Zukunft, in bezug auf die	13
6	Gemüt - Angst - Verzweiflung; mit	4

7	Gemüt - Angst - andere, um - geliebte Personen; um	4
8	Gemüt - Liebe Menschen - Sehnsucht nach	2
9	Gemüt - Gesellschaft - Verlangen nach - Freundes, eines	12
10	Gemüt - Beschwerden durch - Sorgen, Kummer - geliebte Person; um eine	2
11	Gemüt - Brütet, grübelt	80
12	Gemüt - Furcht - Tod; vor dem - bald sterben würde; daß er	5
13	Gemüt - Angst - Kinder - um seine	18

	vanil.	ars.	dulc.	sep.	acon.	carc.	nat-m.	calc.	ph-ac.
	11/16	6/10	6/8	6/8	6/7	6/6	5/10	5/8	5/7
1	1	2	-	-	-	1	3	-	1
2	1	1	1	1	1	1	2	2	1
3	1	2	2	2	2	1	2	3	2
4	-	2	-	1	1	1	-	1	-
5	2	-	2	-	-	-	2	-	-
6	2	1	1	-	-	-	-	-	-
7	1	-	-	-	-	-	-	-	-
8	2	-	-	-	-	-	-	-	-
9	2	-	1	-	-	-	-	-	-
10	1	-	-	-	-	-	-	-	-
11	2	-	1	1	1	1	1	1	2
12	-	-	-	2	1	-	-	-	-
13	1	2	-	1	1	1	-	1	1

Interessanterweise erfordern beide Zustände Vanille!.

Auch Claire ist jenseits der "normalen" Gesellschaft. Sie wohnt mit Mann und Kind und schließlich Justine in jenem Schloss. Auch sie ist entfremdet und isoliert. Aber sie ist – anderes als die Justine gegen Ende des Filmes – abhängig, leichtgläubig (sowohl gegenüber John als auch gegenüber den Katastrophenvorstellungen des Internets). Und sie sehnt sich nach Liebe, nach Freundschaft. Wenn wir sie im ersten Teil sehen, so kümmert sie sich um alles, ohne von jemandem dafür anerkannt zuwerden. Wenn sich Justine auf ziemlich brutale Art von den gesellschaftlichen Zwängen befreien kann, bleibt die innerhalb dieser Gesellschaft als stark erscheinende (als stark erscheinende!) Claire abhängig und – eigentlich – unglücklich.

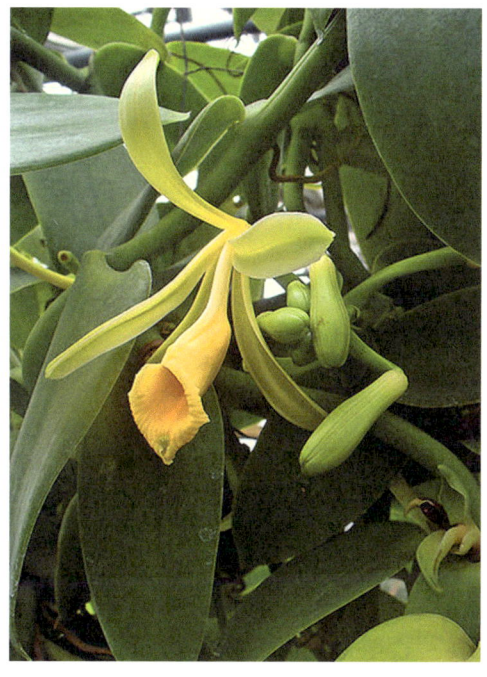

Wenn wir es miasmatisch sehen, so bleibt Claire tuberkulinisch-unbefriedigt, während sie in der Sykose alles hat, was ein Mensch "haben" kann. Damit hat sie sich arrangiert. Der Kern ist die Tuberkulinie, die Lebenswirklichkeit aber die Sykose. Die Lebenswirklichkeit kann die große Sehnsucht ("nach lieben Menschen") nicht erfüllen, woraus das Unglück entsteht, aber auch das Festhalten. Und eine romantische Ader hat Vanilla allemal. Mit dieser stößt Claire aber bei Justine auf totale Ablehnung. Platin ist so ziemlich das Gegenteil von Vanilla: in der Realisation der Lebenswirklichkeit, nicht von den Causae her (man dürfte ja annehmen, dass die Schwestern, die wahrscheinlich auch altersmäßig nicht allzuweit auseinander liegen, auch von den Causae her bedeutende Ähnlichkeiten aufweisen).

Der Zweifel ist ein weiteres wichtiges Thema bei Vanilla. Claire zweifelt an der wissenschaftlich begründeten Sicherheit von John, sie zweifelt aber auch an der Unausweichlichkeit des Schicksals (bzw. des Endes von allem – auch des Schicksals), wie sie ihr von Justine dargestellt wird. Sie weigert sich, durch das Teleskop zu blicken, bis fast zum Schluss. Die gnadenlose und kalte Objektivität von Justine (noch kälter und gnadenloser als die von John, der ja in seiner vermeintlichen Objektivität immer noch Schutz bietet, während Justine nicht nur keinen Schutz bietet, sondern Claire auch in ihrer Bedürftigkeit erbarmungslos zurückweist – bis fast, aber wirklich fast bis ganz zum Schluss) ist für Vanilla schwer zu ertragen. Platin ist wirklich das Gegenteil von Vanilla. Und doch sind es Schwestern: Justine und Claire wie auch ihre Mittel.

In der Repertorisation von Claire und Justine erscheinen unter den ersten zehn Mitteln zwei gemeinsame: Sepia und Carcinosinum. Diese beiden, Repräsentanten von Tuberkulinie und Carcinosinie, sind es, wo sich die Schwestern treffen.

John

Claires Ehemann und Justines Schwager stellt sich als methodisch, geizig, und ordentlich dar, wobei es bei ihm zwischen dem ersten und dem zweiten Teil keine Änderung gibt, bis fast zum Schluss, als er nach einem Blick durch das Teleskop feststellt, dass sich Melancholia der Erde wieder nähert und sie damit vernichten wird.

Bis zu diesem Moment _weiß_ er aber, dass es nicht zum Weltuntergang kommen wird. Er kommt für Justines Hochzeit auf und stellt seinen Besitz zur Verfügung, ist aber gestört durch den Umstand, dass Justine nicht dankbar genug ist. Claire bemerkt dies, berichtet aber, dass genügend Geld vorhanden ist.

John ist von durchdringendem analytischen Scharfsinn, jedoch im Großen und Ganzen missmutig seiner Umgebung gegenüber.

Aber er ist ein Mensch, der Verantwortung empfindet. Bei aller Gewissheit, dass nichts Schlimmes passieren wird, sondern etwas Großartiges (bei aller wahnhaften Verkennung der Tatsache, dass wir alle sterben werden) kümmert er sich um seine Familie, begeistert seinen Sohn Leo für die Astronomie und für diesen "wunderbaren" Planeten. Der Selbstmord Johns erscheint mir nicht als eine Verzweiflungstat, sondern als eine Folge des Zusammenbrechens seines Selbstverständnisses. Er hat keinen Platz mehr in der Welt, die nur noch von kurzer Dauer ist und er flüchtet.

1	Gemüt - Heikel, pingelig	73
2	Gemüt - Geiz	45
3	Gemütsbeschaffenheit - Eigentümlichkeit; nach ihrer - Vorwurfssüchtigkeit	7
4	Gemüt - Beschwerden durch - Zorn - Entrüstung, Empörung; mit	19
5	Gemüt - Kleinigkeiten, Trivialitäten - agg.	14
6	Gemüt - Klarer Verstand	46
7	Gemüt - Suizidneigung; Neigung zum Selbstmord - Furcht - Todesfurcht, mit	8
8	Gemüt - Verächtlich	57
9	Kehlkopf und Trachea - Stimme - leise	50
10	Gemüt - Pflicht - zu viel Pflichtgefühl	38

	nux-v.	ars.	ign.	lyc.	thuj.	nit-ac.	plat.	nat-m.
	10/21	7/16	6/8	6/8	6/7	5/9	5/8	5/7
1	2	3	-	1	1			-
2	1	4	-	2	-	1	1	1
3	4	-	1	-	-	-	-	-
4	2	1	-	1	-	-	1	2
5	3	2	2	-	1	1	-	-
6	2	-	1	-	1	-	-	-

7	3	-	-	-	-	3	2	-
8	2	2	1	2	1	1	3	1
9	1	2	2	1	1	-	-	-
10	1	2	1	1	2	3	-	1

Mit dem Erkennen, die Situation bis zum Schluss völlig falsch beurteilt zu haben, ist die Grundlage seiner Existenz bereits vernichtet. Er hat in diesem Moment aufgehört zu sein. Eine Transzendenz, also die Akzeptanz der Situation ist völlig unmöglich. Sein Selbstmord ist nicht unbedingt der Ausweg eines Feiglings, sondern die materielle Vollendung des bereits Geschehenen. Daher ist die Rubrik Suizidneigung in diesem Zusammenhang auch kritisch zu bewerten. John folgt einer logischen Konsequenz und hat bis zu dem Zeitpunkt der Erkenntnis eigentlich weder eine Suizidneigung, noch Todesfurcht, da er ja weiß, das alles gut gehen wird und er die Kontrolle hat. Der Selbstmord ist schließlich die letzte von ihm selbst kontrollierte Handlung.

Die Brauteltern imponieren als Karikaturen und recht geradlinige Charaktere. Zur Vollständigkeit hier zwei Repertorisationsversuche:

Gaby

Claires und Justines Mutter ist von Ihrem Ehemann Dexter entfremdet und geschieden. Sie sitzt im Gegensatz zu ihm am Tisch des Brautpaares. Die Rede, die sie hält, ist sarkastisch und unfreundlich, auch im weiteren Verlauf befremdet sie ihre Umgebung. Ihre ratsuchende Tochter weist sie ab.

1	Gemüt - Verächtlich	57
2	Gemüt - Spotten - Sarkasmus, beißender Spott	41
3	Gemüt - Boshaft - verletzt die Gefühle anderer Menschen	5
4	Gemüt - Stimmung, Laune - abweisend, zurückweisend	55
5	Gemüt - Unbarmherzig	35

6	Gemüt - Gefühllos, hart							57
7	Gemüt - Hartherzig, unerbittlich							39

	ars.	nux-v.	sep.	chin.	nit-ac.	anac.	plat.	androc.
	6/8	5/8	5/7	5/6	5/6	4/8	4/6	4/5
1	2	2	-	2	1	-	3	2
2	2	1	1	1	1	-	-	1
3	-	-	-	1	-	-	-	-
4	1	1	1	-	1	2	-	-
5	1	-	1	1	1	1	1	1
6	1	3	2	-	-	3	1	1
7	1	1	2	1	2	2	1	-

Nach VITHOULKAS ist das Charakteristikum für Arsen eine tiefe innere Unsicherheit, die sich in den Szenen mit Gaby auf den ersten Blick nicht recht erschließen will. Zudem besteht bei Arsen ein ausgeprägtes Verlangen nach Gesellschaft, gepaart mit einer selbstsüchtigen Egozentrizität. Arsen-Patienten können als überkritisch und tadelsüchtig imponieren und so ziegt sich uns diese Figur. Gaby lehnt die Hochzeit und die Institution der Ehe als solche ab, sie hat in der Vergangenheit schlechte Erfahrungen gemacht und ist darüber verbittert. Warum ist sie also trotzdem zur Hochzeit ihrer Tochter erschienen? Zudem sitzt sie – im Gegensatz zum Brautvater – am Tisch des Brautpaares. Obohl sie keine Rede halten möchte, unterbricht sie den Brautvater nach wenigen Sätzen, um in zynischen, geschliffenen Worten ihrer Verachtung Luft zu machen. Es geht ihr hierbei eigentlich nur um ihr eigenes Befinden. Zudem ist sie nicht bereit, ihrer hilfesuchenden Tochter beizustehen. Ihr abweisender Satz *Wir haben alle Angst, Schätzchen* kann zudem auf ihre eigenen Ängste hindeuten, die ebenfalls eine zentrale Symptomatik von Arsen darstellen. Warum Arsen in der Rubrik „boshaft" nicht auftaucht, ist mir nicht klar.

Nux Vomica, das auch diskussionswürdig erscheint, ist weniger hartherzig und ichbezogen.

Dexter

Dexter ist jovial, exzentrisch und fröhlich. Er stiehlt Löffel und beschwert sich über ihr Fehlen beim Kellner. Zudem flirtet er mit seinen viel jüngeren Tischdamen, die er alle „Betty" nennt.

1	Gemüt - Kindisches Verhalten	75
2	Gemüt - Albernes Benehmen	93
3	Gemüt - Spaßen	95
4	Gemüt - Redseligkeit; Geschwätzigkeit - Spaßen, mit	5
5	Gemüt - Exzentrizität, Überspanntheit	67
6	Gemüt - Stimmung, Laune - angenehm	26
7	Gemüt - Amüsement, Vergnügen - Verlangen nach	50
8	Gemüt - Angeber	21
9	Gemüt - Gedächtnis - Gedächtnisschwäche - Eigennamen; für	71
10	Gemüt - Ichbezogenheit, Selbstüberhebung	55

	lach.	stram.	sulph.	croc.	lyc.	bell.	verat.	nux-v.	calc.
	10/15	8/12	7/14	7/11	7/11	7/10	7/10	7/8	6/8
1	1	2	1	2	1	1	1	1	2
2	1	3	3	1	2	2	2	1	1
3	2	2	-	3	1	1	1	1	1
4	1	-	-	1	-	-	-	-	-
5	3	1	1	-	-	2	1	1	-
6	1	-	-	1	-	-	-	-	-
7	2	1	2	2	1	2	1	-	1
8	1	1	3	-	2	1	2	1	1
9	1	1	2	1	2	1	-	1	-
10	2	1	2	-	2	-	2	2	2

Er scheint mir zudem recht selbstbezogen zu sein:
Seine Rede beginnt er mit einer Attacke auf seine Ex-Frau Gaby, anstatt sich auf seine Tochter zu beziehen. Die Konsequenzen, die das hat, sind ihm völlig egal. Da er Gaby sicherlich einschätzen kann, weiß er um die Reaktion, die er provoziert. Die Ehe zweier so selbstbezogener Charaktere konnte nicht gut gehen.
Seine beiden Sitznachbarinnen heißen tatsächlich „Betty", er nennt aber auch andere Frauen und schließlich seine eigene Tochter so. Ob das Gedächtnisschwäche oder reine Exzentrizität ist, sei dahingestellt. Im weiteren Verlauf sehen wir ihn bei bester Laune und im Flirt und Tanz mit deutlich jüngeren Frauen. Man kann hier den Lachesis-typischen, starken Sexualtrieb unterstellen. Der Lachesis-Trieb degradiert das Objekt der Begierde genau dazu: zum Objekt. Bei Dexter äußert sich dies in der Anrede fast aller Frauen als „Betty".

Doch halt: Was macht ein "kleines" Mittel wie Crocus sativus auf (rechnerisch) Platz vier?
In den Materia Medica wird Crocus vornehmlich als ein Mittel mit klumpig-fädigen Blutungen beschrieben, die hier natürlich nicht gezeigt werden. Auch hat Crocus ausgesprochen angenehme, gesellige Stimmungen, die häufig in Melancholie und Zorn umschlagen. Solch ein Stimmungswechsel wird nicht gezeigt. Es wäre sicherlich interessant, sich tiefer mit dieser Person zu beschäftigen.

Schlussbemerkungen

Melancholia ist der zweite Film in der sogenannten „Depressions"-Trilogie. Ich bin mir nicht sicher, ob Lars VON TRIER jemals seinen Trilogien Namen gegeben hat, jedoch werden viele seiner Werke als solche bezeichnet. Bislang haben wir die Trilogien „Europa", Golden Hearts", „America" (unvollendet), und eben „Depression". Die Filme „The Five Obstructions", „The Boss of it all", „Medea" und die Fersehserie „Geister" werden keinen Trilogien zugeordnet.

Da hier die letzte Trilogie behandelt wird, stellt sich die Frage, wie „Melancholia" sich hier einordnet.

Lars VON TRIER meldete sich mit „Antichrist" nach einer dreijährigen Pause zurück, während der er sich psychiatrisch behandeln ließ. Zu diesem Zeitpunkt dachte er, er könne keine Filme mehr machen. Der dritte Teil der „America"- Trilogie blieb unverwirklicht.
Natürlich ist die psychische Erkrankung Lars VON TRIERS weithin bekannt und wird entsprechend diskutiert. Seit seinem zwölften Lebensjahr wird er behandelt. Seine Beschwerden sind nicht nur Depression, sondern auch massive Angst vor schweren Erkrankungen (gut dokumentiert in dem Videotagebuch zu „Idioten"), Angst in engen Räumen (Kommentar zu den Szenen im Aufzug in „Geister") und anderes. Eine derartige Schaffenskrise gab es allerdings bis zu diesem Zeitpunkt nicht. Man hat den Eindruck, mit „Antichrist" sei eine Art Austreibung vorgenommen worden.
„Melancholia" ist sehr viel ruhiger und tatsächlich auch schöner anzusehen. Offene Gewalt gibt es hier kaum, kein Blut fließt und keine der Szenen hat grenzüberschreitende Züge. Meiner Ansicht nach wirkt gerade dadurch das Ende des Films um so wuchtiger auf den Zuschauer ein, obwohl, oder gerade weil er weiß, was kommt.
In „Nymphomaniac" gibt es beides. Hier haben wir ruhige, teilweise sogar humorvolle Passagen, die trotzdem genauso intensiv wirken wie die plakativen Darstellungen von Sex und Gewalt. Fast scheint es, als sei Nymphomaniac filmisch eine Synthese der beiden vorangegangenen Filme.
Charlotte Gainsbourgh verbindet alle diese Filme. Die von ihr dargestellten Figuren sind einerseits höchst unterschiedlich, haben aber auch gemeinsame Züge. In jedem der Filme zeigt uns Frau Gainsbourgh sensible, subtile und überlegte Passagen, in denen sich die Figuren treffen, bevor sie durch ihre unterschiedlichen Grundvoraussetzungen wieder differieren.
„Melancholia" ist der ruhige Mittelpunkt. Charlotte Gainsbourghs Claire ist rational, geradlinig und durchgängig nachvollziehbar bis hin zu ihrer Verzweiflung am Ende des Filmes. Sowohl in „Antichrist" als auch in „Nymphomaniac" steigt sie aus dieser „Normalität" aus.
Die Depression in Melancholia wird (hauptsächlich) von Kirsten Dunst dargestellt, deren Figur als eher psychotisch krank angelegt ist. Gainsbourghs Figur wird als reaktiv depressiv gezeigt, also neurotisch. Allerdings ist ihre traurige Grundstimmung angesichts der Ereignisse durchaus gesund. Hätten wir eine solche Patientin in der Behandlung, wäre die Diagnose wahrscheinlich „erwartungsneurotische Fehlhaltung", obwohl ich hier keinerlei Fehlhaltung erkennen kann.

Für mich steht „Melancholia" zwischen „Antichrist" und „Nymphomaniac" ein wenig wie das Auge in einem Sturm oder die Achse einer Wippe. Dieser Text soll sich ebenso einfügen.

Literatur:

Bailey, Philip M: Psychologische Homöopathie, Stuttgart 2011

Björkman, Stig: Trier über von Trier, Rogner & Bernhard, Hamburg, 2001

Bomhardt, Martin: Symbolische Materia Medica Version 3.5, Verlag Homöopathie und Symbol, Berlin 1999-2014

Elendt, Dieter: Psychodynamik homöopathischer Arzneimittelbilder, Band 1-3, Norderstedt 2011-2014

Friedrich, Edeltraud/Friedrich, Peter: Charactere homöopathischer Arzneimittel, Band 5, Naranaya-Verlag, Kandern,2005

Forst, Achim: Breaking The Dreams – Das Kino des Lars von Trier, Schüren Presseverlag, Marburg, 1998

Klein, Louis: The Proving of Vanilla Planifolia: http://www.homeopathycourses.com/main/wp-content/uploads/2014/07/Vanilla_Planifolia_Proving.pdf?8620ec

Morrison, Roger: Handbuch der Homöopathische Leitsymptome und Bestätigungssymprome, Kai Kröger Verlag, Groß Wittensee, 1997

Schmitt jun., Wolfgang M.: Die Filmanalyse: Melancholia - Kritik, Analyse & Trailer zum Meisterwerk von Lars von Trier, Youtube 2011

Seeßlen, Georg: Lars von Trier goes Porno, Berzt + Fischer, Berlin, 2014

Vermeulen, Frans: Synoptische Materia Medica, Kai Kröger Verlag, Groß Wittensee, 1998,

Vithoulkas, George: Essenzen Homöopathischer Arzneimittel, Silvia Faust Verlag, Höhr-Grenzhausen, 2002

Zwiebel, Ralf/Blothner, Dirk (Hrsg.): „Melancholia". Wege zur psychoanalytischen Interpretaion des Films, Vandenhoeck & Ruprecht, Göttingen, 2014

Software

Synthesis-Repertorium: innerhalb der Radar-Repertorisationssoftware, Archibel, 2009

Encyclopedia Homoeopathica (Deutsch 254 Bände und Englisch 773 Volumes) Materia-Medica Software, Archibel 2009

Erwähnte Filme von Lars von Trier

Melancholia, Bluray, Concorde Home Entertainment, Grünwald 2012.

Antichrist, Bluray, Concorde Home Entertainment, Grünwald 2010.

Nymph()maniac Director's Cut, Bluray, Concorde Home Entertainment, Grünwald 2014.

Geister, Arte Edition, DVD, Koch Media GmbH, München, 2007

Idioten, Arthaus Premium Edition, DVD, Studiocanal GmbH, Berlin 2009

Bilder:

S. 73: Victor Hugo: Planet (Saturn), ca. 1854

S. 99: Vanilla planifolia (Wikipedia, Foto: H. Zell)

Anschrift des Verfassers:

Gero Wallenfang
Kirchhellener Str. 255 A
46240 Bottrop

gero.wallenfang@onlinehome.de

Nymph()maniac

Patrick C. Hirsch

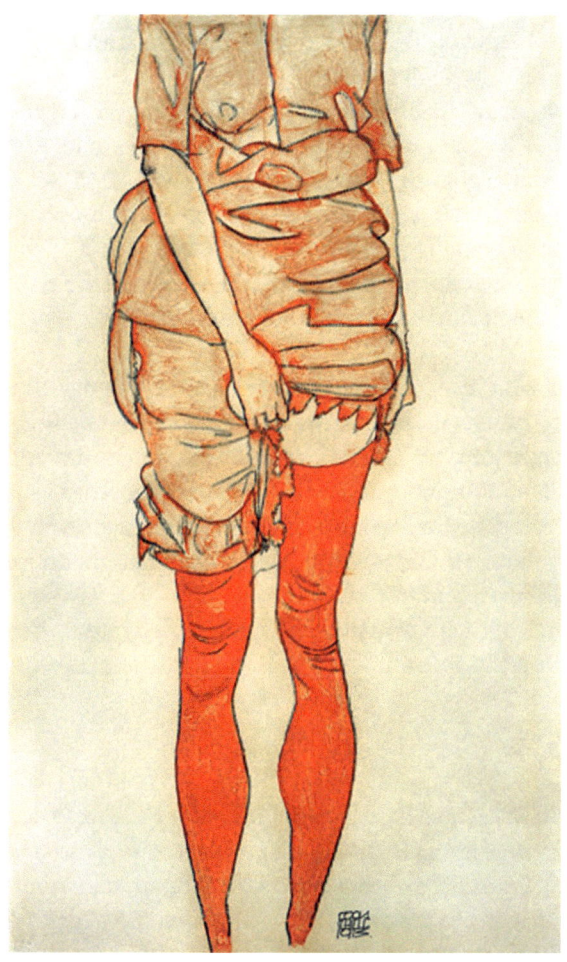

Die Gewalt der Lust schafft Leiden und wirkliche Qual
Charles Baudelaire

Bodensee, im Februar 2015. Ich sitze an genau der Stelle, an der ich vor einem Jahr meine Ausarbeitung zu Aeneas geschrieben habe. Grau und düster drücken die schneeschweren Wolken in den See.
Und genau vor einem Jahr sah ich den ersten Teil von Lars VON TRIERs „Nymphomaniac". Als homöopathisch arbeitender Gynäkologe kam mir sofort die Idee zu einer Ausgabe dieser Schriftenreihe über die Frauenfiguren in den Filmen VON TRIERs, was uns (den drei Autoren dieser Ausgabe) aber letztendlich als zu umfangreich erschien.
Aus gynäkologischer Sicht sind mir nur sehr wenige Fälle von Hypersexualität (schließt Nymphomanie, aber auch Sexsucht und Erotomanie mit ein) aus meiner täglichen Praxistätigkeit bewusst. Und bei diesen Fällen war die Sexsucht eher Nebenthema und kam erst durch die homöopathische Anamnese ans Tageslicht.
Ich denke, dass sich die meisten Nymphomaninnen eher nicht oder selten zu ihrem Problem äußern. Auch, weil sie es vielleicht nicht als Problem wahrnehmen.
Diese Arbeit wird zweigegliedert sein: zunächst soll der Begriff definiert und eine allgemeine homöopathisch orientierte Betrachtung der Nymphomanie vorgenommen werden. Anschließend geht das Augenmerk auf Lars VON TRIERs Film über. Mittels der genauen Betrachtung der Äußerungen der Protagonistin Joe können eine Vielzahl von Symptomen eruiert werden, die dann in der Analyse zu einem oder mehreren möglichen Arzneimittelbildern führen.
Zum Ende möchte ich ebenfalls eine Analyse Seligmans, der männlichen Hauptrolle, vorschlagen.

Nymphomanie

Nymphomanie ist die Ausprägung der **Sexsucht** *bei Frauen und bezeichnet das übermäßige und nicht kontrollierbare Verlangen nach Sexualität, wobei dieses Verlangen zwanghafte Züge aufweist. Die Ursachen für die Nymphomanie liegen oft in der Persönlichkeit der betroffenen Frauen, die ein sehr starkes Bedürfnis nach Anerkennung und Bestätigung der eigenen Attraktivität und Person haben, wobei die sexuelle Attraktivität mit der Attraktivität der eigenen Person gleichgesetzt ist, sodass die Sexsucht ein Ergebnis eines geringen Selbstwertgefühls darstellt, bei* *dem die Betroffenen unter diesem Gefühl der Minderwertigkeit leiden. Diese Störung gehört wie die* **Kaufsucht** *zur Gruppe der Kontrollverluste, d.h. Betroffene haben keine Möglichkeit mehr, ihr sexuelles Verlangen zu kontrollieren. Das permanente Denken an Sexualität führt zu Problemen bei der Arbeit, die Leistungsfähigkeit und Konzentrationsvermögen lassen nach, da das Denken von Vorstellungen und Phantasien beherrscht wird.*

Quelle: Online Lexikon für Psychologie und Pädagogik
Link: http://lexikon.stangl.eu/2475/nymphomanie/

ELLIS und SAGARIN charakterisieren Nymphomanie folgendermaßen:

1. ***Fehlende Hemmung***: Es bestehen unkontrollierte Begierden der Nymphomanin. Es findet sich eine ständige Begierde, der nachgegangen werden muss. Die Begierde ist so stark, dass sie nicht mehr gehemmt wird. Es besteht ein ungehemmtes Verlangen nach Sex, wobei der Mann meistens als Persönlichkeit eher eine unwichtige Rolle einnimmt. Gefühl und Liebe sind meistens nicht oder nur wenig vorhanden. Man könnte von einer Suchtstruktur nach Sex sprechen, ähnlich der Drogensucht, der Spielsucht oder ähnlichem. Zwanghafte Störungen z.B. gewisse Speisen zu sich zu nehmen, körperliche Reinlichkeitszwänge o.ä. könnten ebenfalls mit Nymphomanie verglichen werden.
2. ***Ununterbrochenes Verlangen***: die Nymphomanin ist unersättlich. Hierbei ist es nebensächlich, ob sie einen, mehrere oder keinen Orgasmus erlebt. Es dreht sich um die immer wiederkehrende Befriedigung des Triebes, des Verlangens. Deshalb braucht sie immer mehr und mehr Geschlechtsverkehr und früher oder später auch immer mehr Männer oder auch Frauen. Sex wird zur Manie. Gelegentlich wird schließlich auch von Erotomanie gesprochen (was aber deutlich zu unterscheiden ist, da es sich um Liebeswahn und nicht um Sexwahn handelt).
3. ***Zwanghaftigkeit des sexuellen Verhaltens***: Wie oben bereits erwähnt, handelt es sich bei Nymphomanie um zwanghaften Koitus, der sich der Kontrolle durch die Persönlichkeit entzieht. Der Erfolg des zwanghaften Verhaltens zieht allerdings auch häu-

fig selbstzerstörische Handlungen nach sich. Neben konkreten autoagressiven Mustern findet sich insbesondere

4. **Selbstverachtung**: die Nymphomanin spürt den gesellschaftlichen Druck der Verachtung bezügliches ihres unmoralischen Verhaltens und beginnt, sich dafür selbst zu verachten. Erstaunlicherweise wird das männliche Gegenstück, die Satyriasis, weit weniger sozial geächtet. Wenn ein Mann sich am Tag zehn Frauen hingibt, gilt das in unseren westlichen Kulturen als wesentlich weniger verfänglich, als wenn eine Frau das macht. Die Nymphomanin ist voller Selbstverachtung, hält sich für schmutzig, ekelt sich vor sich selbst. Die Folge sind häufig masochistische Züge und auch Sadismus findet sich nicht selten. Sie hält ihre Veranlagung gegenüber Familie, Freunden und Kollegen geheim. Diese extreme Scham hemmt allerdings nicht ihr sexuelles Verhalten und bald führt das ununterbrochene, zwanghafte Verlangen zu erneutem Geschlechtsverkehr mit nachfolgendem Ekel usw. So bildet sich eine Teufelskreis. Zum einen ist die völlig ungehemmte, zwanghafte Promiskuität Symptom einer tiefen emotionalen Störung, andererseits verursacht sie wiederum neue schwere neurotische Veränderungen der Persönlichkeit.

In „The Art and Science of Love" (ELLIS, 1960) wird zwischen echter, endogener Nymphomanie und promiskuitiver Nymphomanie unterschieden.
Unter echter Nymphomanie wird dabei ein dem männlichen Priapismus (der Dauererektion) vergleichbarer Zustand intensivsten Geschlechtsverlangens nach multiplen Orgasmen ohne richtige Befriedigung, der bis zum Rand des Wahnsinns führt, verstanden. Diese Form der Nymphomanie ist äußerst selten und in der Regel organisch bedingt.
Relativ häufig sind die Fälle zwanghafter Promiskuität (nicht zu verwechseln mit zwanghafter Prostitution), die gewöhnlich psychische Ursachen haben.
Bei Nymphomanie handelt sich um einen eher veralteten Begriff, vergleichbar der männlichen Satyriasis. Häufig wird auch von weiblicher Hypersexualität, Sexsucht oder Erotomanie gesprochen.
Im ICD 10 wird sie mit F52.7 – *gesteigertes sexuelles Verlangen* – klassifiziert. Das beinhaltet sowohl die weibliche als auch die männliche Variante.
Im „Complete"-Repertorium sind folgende in Fage kommende Rubriken unter „*Geist, Gemüt*" und „*Weibliche Genitalien*"aufgeführt:

1	Geist, Gemüt; NYMPHOMANIE	94
2	Weibliche Genitalien; SEXUALTRIEB; Verlangen, sexuelles; heftig	97
3	Weibliche Genitalien; SEXUALTRIEB; Verlangen, sexuelles; heftig; nach Koitus	1
4	Weibliche Genitalien; SEXUALTRIEB; Verlangen, sexuelles; heftig; Masturbation, treibt sie zur	12
5	Weibliche Genitalien; SEXUALTRIEB; Verlangen, sexuelles; heftig; unwiderstehlich	11
6	Weibliche Genitalien; SEXUALTRIEB; Verlangen, sexuelles; heftig	14
7	Weibliche Genitalien; SEXUALTRIEB; Verlangen, sexuelles; vermehrt	262
8	SEXUALTRIEB; Verlangen, sexuelles; vermehrt; Erregung; extreme, der Geschlechtsteile	6
9	weibliche Genitalien; SEXUALTRIEB; Verlangen, sexuelles; anhaltender	1

	Zinc.	Plat.	Orig.	Nux-v.	Phos.	Stram.	Grat.	Lach.	Sabin.	Calc-	Murx.	Canth.	Ta-	Verat.	Apis	Hyos.
	6/20	5/19	4/16	5/15	5/14	5/14	5/14	4/14	4/14	4/-3	4/13	4/12	4/12	4/12	3/12	3/11
1	4	4	4	3	4	4	4	4	4	3	4	4	3	3	4	3
2	4	4	4	4	4	3	3	3	3	3	4	4	3	3	4	3
3											3					
4	4	3	4	3	1		3									
5			1	1						1			1			
6	3	4			1		3	3	3			1				
7	4	4	4	4	4	3	4	4	4	4	4	3	4	4	4	4
8	1			3												
9																

Zincum metallicum, Platinum metallicum und Phosphor als Mittel des Mineralreichs, Origanum, Nux vomica, Stramonium als pflanzliche Mittel und Murex, Tarantula und Lachesis als Tiere. Es lassen sich aber weitere Rubriken finden, die zu obiger Definition Nymphomanie passen:

1	Geist, Gemüt; TRAURIGKEIT; abwechselnd mit; sexueller Erregung	1
2	Geist, Gemüt; EXZESSE; sexuelle Exzesse, Beschwerden durch	71
3	FURCHT; Unredlichkeit; moralischer Entgleisung, vor, abwechselnd mit sexueller Erregung	1
4	Geist, Gemüt; GEDANKEN; hartnäckige; sexuelle Gedanken	79
5	GEMÜTSERREGUNG, Gefühlsspannung, erregbar, Beschwerden durch, schl.; geistige,...	38
6	Allgemeines; SEXUALITÄT; Unterdrückung des sexuellen Verlangens; schl.	38

	Phos.	Apis	Lil-t.	Con.	Kali-br.	Staph.	Carb-v.	Calc.	Chin.	Orig.	Plat.	Hyos.	Stram.	Ph-ac.	Puls.	Nat-m
	4/12	3/12	6/11	4/10	4/10	4/10	3/10	4/9	3/9	4/8	4/8	3/7	3/7	2/7	2/7	2/6
1		1														
2	4	4	1	4	1	4	3	4	4	3	1			4	3	3
3		1														
4	3		1	1	3	3	4	3	4	1	3	3	3			
5	3	4	4	1	3	2		1	1	3	3	3	3			3
6	2	4	3	4	3	1	3	1		1	1	1	1	3	4	

Nun steht Lilium tigrinum an dritter Stelle (nach Rubriken an erster), ein pflanzliches Mittel welches sich auch dreiwertig in der Nymphomanie-Rubrik findet. Auch in dieser Kurzrepertorisation finden sich Phosphor, Platin, Stramonium, Hyoscyamus, Origanum und Staphisagria.

Wenn nun die Zwanghaftigkeit, die Autoaggression und der Sadomasochismus repertorisiert werden, ergibt sich folgende Analyse:

1	Geist, Gemüt; ZWANGHAFTIGKEIT	71
2	Geist, Gemüt; RASEREI, rasende Wut; erotisch, liebestoll	2
3	Geist, Gemüt; GEISTESKRANKHEIT, Verrücktheit; erotisch	35
4	Geist, Gemüt; GEDANKEN; hartnäckige; erotisch	21
5	Geist, Gemüt; MASOCHISMUS; sexuell	3
6	Geist, Gemüt; MASOCHISMUS	5
7	Geist,Gemüt; LIEBE; Perversion; Sadomasochismus	5

	Canth.	Nux-v.	Plat.	Nat-m.	Verat.	Lach.	Calc-p.	Sulph.	Apis	Bar-m.	Phos.	Tub.	Calc.	Aloe	Ars.	Cann-i.
	3/7	2/7	3/6	4/5	2/5	3/4	2/4	2/4	1/4	1/4	1/4	3/3	2/3	1/3	1/3	1/3
1		4	1	1	1		3	1				1	1	3	3	
2		4														
3	1	3	4		4		1	3	4	4	4					3
4	2		1	2		2					2					
5			1	1							1					
6			1	1							1					
7																

Cantharis, Lachesis und Apis als Tiere, Nux vomica und Veratrum als Pflanzen; Platin und Natrium muriaticum stammen aus dem Mineralreich. Insgesamt ist das nachvollziehbar, wenn man über die Leitsymptome der einzelnen Arzneien z.B. bei BOMHARDT oder BOGER nachliest.

Aus der Zusammenfassung obiger Rubriken lässt sich schon auf die Hauptmittel der Nymphomanie schließen:

1. Platinum metallicum, Zincum metallicum. und Phosphor
2. Lachesis, Cantharis, Apis und Murex
3. Stramonium, Hyoscyamus, Staphisagria, Lilium tigrinum., Nux vomica und Origanum

Zur Erinnerung hier noch einmal die komplette Rubrik "Nymphomanie":

„*Geist, Gemüt; NYMPHOMANIE*"[1] : **APIS**, **DULC.**, **GRAT.**, **HYOS.**, LACH., **MURX.**, ORIG., **PHOS.**, **PLAT.**, **PULS.**, SABIN., **STRAM.**, **VERAT.**, **ZINC.**, Agar., Ambr., Ant-c., Aur., Bar-c., Bar-m., Bell., Calad., Calc-p., Camph., Cann-i., Cann-s., Canth., Chin., Coff., Croc., Dig., Ferul., Fl-ac., Kali-br., Lil-t., Lyc., Merc., Nux-v., Raph., Sabad., Staph., Tarent., sec., alum-s., anan., androc., anh., ars., asaf., aster., aur-m-n., calc., camph-br., carb-v., cedr., chlol., chlor., coca, cocc., con., cyna., ephe., gins., graph., herin., ign., iod., kali-c., kali-p., lac-cpr., manc., mosch., nat-c., nat-m., oci., op., orig-v., ozone, ph-ac., pic-ac., plb., posit., psil., rob., salx-n., sil., stann., stry., sul-ac., sulph., sumb., thuj., valer., zinc-pic.

Miasmatisch erkennt man einen deutlichen Schwerpunkt in der Tuberkulinie.
Auch syphilinische Mittel wie Platinum und Lachesis sind vertreten. In den obigen Repertorisationen finden sich zunächst keine carcinosinischen Mittel. Wenn aber über die Causa der Nymphomanie nachgedacht wird (z.B. frühkindliche Vernachlässigung, Kränkung und Demütigung), sollten auch Milchmittel und Carcinosinum in die weitere Analyse einbezogen werden.

Soweit zur allgemeinen Betrachtung der Nymphomanie; jetzt möchte ich zum Film Nymphomaniac überleiten und die beiden Hauptprotagonisten Joe und Seligman einer möglichst genauen homöopathischen Analyse unterziehen.

---

[1] erster Grad, zweiter Grad, **dritter Grad**, **VIERTER GRAD** - gilt für alle in diesem Artikel abgedruckte Repertorisationen.

Nymphomaniac

In Deutschland wurde Lars VON TRIERs Film "Nymphomaniac" 2014 von der Produktionsfirma „Zentropa" in zwei Teilen veröffentlicht.. Er gilt als dritter Teil der sogenannten "Depressionstrilogie" nach „Antichrist" und „Melancholia".
Wie in fast allen seiner Filme setzt sich VON TRIER mit spezifischen psychopathologischen Krankheitsbildern auseinander. Die Depressionstrilogie hat als zentralen Film „Melancholia", der das Ende allen irdischen Lebens thematisiert.
„Antichrist" befasst sich mit menschlichen Abgründen, die das Böse schafft, „Nymphomaniac" ergießt sich in sexueller Leidenschaft bis hin zur Perversion und Sadomasochismus.
In allen drei Teilen hatte Charlotte Gainsbourg die weibliche Hauptrolle übernommen. In „Antichrist" spielt die männliche Hauptrolle William Dafoe, in „Nymphomaniac" Stellan Skarsgård. In „Melancholia" wird eine zweite weibliche Hauptrolle durch Kirsten Dunst verkörpert.

Nachdem zunächst der Inhalt des Films wiedergegeben werden soll, wird sich daran die homöopathische Analyse der aus dem Film ersichtlichen Symptome der beiden Hauptprotagonisten Joe und Seligman anschließen. Hier wird naturgemäß ein Schwerpunkt bei der Nymphomanin Joe bestehen. Dennoch darf der auch homöopathische Gegenpart des Verständnisses wegen nicht unterschlagen werden, treffen doch wie Schwarz zu Weiß Hypersexualität und Asexualität aufeinander.
Am Ende möchte ich dann noch eine kurze Zusammenfassung der möglichen homöopathischen Arzneien insbesondere für Joe darstellen.
Zur Literatur möchte ich ausdrücklich auf Georg SEEßLENs „Lars von Trier goes Porno - (Nicht nur) über Nymphomaniac" hinweisen. Ein Buch, in dem sich der Autor sehr intensiv mit den Filmen und den Charakteren von *Trier Country* auseinandersetzt.
Zur Repertorisation habe ich überwiegend MacRepertory 8.5 („Complete") sowie Radar Opus („Synthesis") benutzt. Die abgedruckten Repertorisationen entstammen „Complete".

Der Film ist Teil der Krankheit, die Krankheit breitet sich aus... schreibt SEEßLEN und so ist es in beinahe allen VON TRIER-Filmen. In „Nymphomaniac" geht es nicht nur um Nymphomanie, es geht um so viel mehr. Und in „Melancholia" dreht sich überhaupt nicht alles um Depression, es geschieht ebenfalls sehr viel mehr.

Lars VON TRIER spielt mit seinen Zuschauern, so wie er auch mit seinen Akteuren spielt. Nie wissen wir so ganz genau, wo seine eigentliche Wahrheit liegt.

„Um unser Leben zu verstehen, müssen wir zynisch werden."
(Lars VON TRIER im Abspann zu „Hospital der Geister", Episode 6)

Dazu W. PFREUNDSCHUH in kulturkritik.net:

„Subjektiv ist Zynismus eine Aufforderung zur Selbsterkenntnis mit der impliziten Behauptung, dass das Problem der Welt sei, dass die Menschen sich selbst nicht kennen und dass von daher die Lüge in die Welt gekommen sei. Das ist in der Tat wirklich zynisch und mündet in eine ebensolche Formulierung: "Werde du selbst" (Nietzsche), die gleichbedeutend mit "Erkenne dich selbst und lebe danach" gemeint ist. Sie besagt im Wesentlichen, dass Erkenntnis nicht selbstverständliches Bedürfnis der Menschen, sondern eine Notwendigkeit absoluter Wahrheit sei, zu welcher es der angesprochene Mensch (natürlich) noch nicht gebracht habe. Das ist die absolute Selbstüberhebung eines Intellektuellen, der im Zynismus seine finale Identität hat, wenn er sich als letzte Wahrheit gegen eine Welt voller Lüge zu stellen versteht, die er durch nichts als nur durch sich zu ändern vermeint. Aber es geht dabei um eine "Wahrheit", vor der sich Nietzsche selbst gefürchtet hatte, wenn er es zugleich für weise hält, sie zu meiden:
"Wer tief in die Welt gesehen hat, errät wohl, welche Weisheit darin liegt, dass die Menschen oberflächlich sind. Es ist ihr erhaltener Instinkt, der sie lehrt, flüchtig, leicht und falsch zu sein" (Nietzsche "Jenseits von Gut und Böse", WW IV, S. 620)".

Inhaltsangabe (aus Wikipedia.org)

Die 40-jährige Nymphomanin Joe wird nach einer Schlägerei von dem alternden Junggesellen Seligman gerettet. In einem

Gästebett in seiner Wohnung liegend, erzählt sie ihm ihre sexuelle Lebensgeschichte.
Die Geschichte ist in acht Kapitel unterteilt. Die Kapitel 1–5 zeigen die junge Joe, dargestellt von Stacy Martin, die ältere Joe wird in den Kapiteln 6–8 von Charlotte Gainsbourg dargestellt, ebenso die Joe in Seligmans Wohnung.

- *Kapitel 1 The Compleat Angler: Im Alter von 15 Jahren bittet Joe den etwas älteren Jerôme, sie zu entjungfern. Er bringt es achtlos und mit minimalem Aufwand hinter sich, um weiter an seinem Mofa basteln zu können. Der Vorsatz der enttäuschten Joe, nie wieder mit einem Mann zu schlafen, hält aber nicht lange – wenig später wetteifern Joe und ihre beste Freundin darin, beim Zugfahren fremde Männer zum Sex in der Toilette zu verführen, und Joe gewinnt.*

- *Kapitel 2 Jerôme: Joe hat sich zu einer jungen Frau entwickelt, die über großen sexuellen Appetit bei weitgehender Abwesenheit von Gefühlen verfügt. Als sie bei einer Firma als Sekretärin anfängt, entpuppt sich der Juniorchef als Jerôme. Er ist an ihr interessiert, sie aber nicht an ihm, eingedenk ihres enttäuschenden "ersten Mals". Als sie schließlich doch Gefühle für ihn entwickelt, ist es schon zu spät, da er inzwischen eine Liaison mit seiner Sekretärin angefangen hat und der Seniorchef der Firma Joe wieder entlässt. Dennoch halten Joe und Jerôme freundschaftlichen Kontakt und sehen sich weiterhin.*

- *Kapitel 3 Mrs. H: Gerade als Joe mit einem ihrer zahlreichen Liebhaber Schluss machen will, steht dessen Frau mit ihren 3 Kindern vor der Tür und macht ihrem Mann, Joe und einem ihrer anderen Liebhaber eine dramatische Szene.*

- *Kapitel 4 Delirium: Ihr Vater, den Joe sehr geliebt hat, liegt im Sterben. Er verfällt ins Delirium, wirft sich aus dem Bett und muss von mehreren Pflegern gehalten werden. Joe ist so geschockt, dass sie nach der Beerdigung in eine Depression verfällt. Als Jerôme sie so vorfindet, schläft sie zum zweiten Mal mit ihm.*

- *Kapitel 5 The Little Organ School:* Joe nimmt ihr unstetes Liebesleben wieder auf, mit dem Unterschied, dass sie mittlerweile ein Kind von Jerôme hat, Marcel. Eines Tages, als sie gerade leidenschaftlichen Sex mit Jerôme hat, entdeckt sie zu ihrem Entsetzen, dass sie nichts mehr empfinden kann. (Damit endet Teil 1)

- *Kapitel 6 The Eastern and the Western Church (The Silent Duck):* Joes Interesse an normalem Sex lässt zusehends nach. In dem Bestreben, auch auf andere Weise als bisher Befriedigung zu erlangen, gelangt sie an die Adresse des Sadomasochisten K., der sein „Studio" fast im Stil einer Arztpraxis betreibt. In einer Art Wartezimmer warten Joe und andere Frauen, bis K. sie hereinbittet und ihnen in einem strengen, kontrollierten Ritual eine bestimmte Anzahl von Peitschenhieben versetzt. Joe hat nicht immer jemanden, der in dieser Zeit auf Marcel aufpasst. Als Jerôme eines Tages Marcel auf dem Balkon im Schneetreiben vorfindet, droht er Joe damit, sie mit Marcel zu verlassen, sollte sie ihre S/M-Besessenheit nicht aufgeben. Joe entscheidet sich dagegen und er macht seine Drohung schließlich wahr.

- *Kapitel 7 The Mirror:* Die nun wieder allein lebende Joe geht zu einer Therapiegruppe und muss lernen, sich und den anderen offen einzugestehen, dass sie sexsüchtig ist. Sie lernt sich zu beherrschen. Auch zeigt ihr Körper mittlerweile Symptome jahrelanger sexueller Überforderung. Als Joe ihren Job verliert, bewirbt sie sich bei einem Inkasso-Unternehmen als Geldeintreiberin. Sie zeigt Talent und kann auch ihre S/M-Erfahrungen gewinnbringend einsetzen.

- *Kapitel 8 The Gun:* Joe bekommt von ihrem Chef eine junge Frau zugeteilt, die sie als Assistentin und Nachfolgerin einarbeiten soll. Eines Tages werden die beiden Frauen mit ihrem Team zu einem Haus geschickt, das Jerôme gehört. Joe entzieht sich unter einem Vorwand dem Einsatz, den ihre neue Kollegin P. allein zu Ende führt. Auch weitere Einsätze bei Jerôme führt P. alleine durch, bis Joe dahinterkommt, dass die beiden in Wahrheit Sex miteinander haben. Joe besorgt sich eine Pistole, mit der sie Jerôme und P. in einem Hinterhof – Seligmans Hinterhof –

auflauert. Doch weil Joe die Pistole nicht durchgeladen hat, kann sie die beiden nicht erschießen. Jerôme verprügelt Joe und P. uriniert auf sie, dann lassen sie sie liegen.

Seligman, ein schüchterner Gelehrter, der nie Sex hatte, außer mit sich selbst, hat Joes Lebensgeschichte bis zum Ende angehört. Sie bittet ihn darum, bei ihm übernachten zu dürfen, und er lässt sie schlafen. Später geht er in das Zimmer und versucht in die schlafende Frau einzudringen. Joe erwacht und protestiert; als Seligman nicht von ihr ablässt, greift sie nach der Pistole, lädt durch und erschießt ihn.

Soweit die Kurzzusammenfassung, wie sie bei Wikipedia zu lesen ist.
Gehen wir nun aber zurück zu den einzelnen Kapiteln.
Als Filmversion benutze ich den in Deutschland im November 2014 als Bluray erschienenen Director's Cut.

Im Vorspann „hören" wir zunächst eine Minute Dunkelheit, dann hören und sehen wir plätscherndes Wasser, sehen die blutverschmierte Handfläche der Hauptprotagonistin Joe (warum eigentlich ein männlicher Vorname?), die Kamera führt uns an nassen Mauerkachelsteinen vorbei, es quietscht, es tropft, es ist sinnlich, es knistert die Spannung der Sinne Hören und Sehen, dann führt uns die Kamera in ein dunkles Loch (symbolisch der Vagina, dem Geburtskanal entsprechend), und dann sehen wir sie blutüberströmt am Boden liegend (wie geboren?) und erschrecken über die brutal brachiale Härte der Musik von RAMMSTEINs Lied „Führe mich", dessen Liedtext auszugsweise folgendermaßen lautet:

Du bist mir ans Herz gewachsen,
wenn ich blute, hast du Schmerzen.
Wir müssen uns kennen,
ein Körper zwei Namen.
Nichts kann uns trennen,
ein Zweileib im Samen.
Wenn du weinst geht es mir gut,
die Hand deiner Angst füttert das Blut.
Führe mich, halte mich.

Ich fühle dich. (Nymphomania)
Ich verlass dich nicht.

Dieser Text enthält zahlreiche bedeutende Themen des Werkes; Schmerz, zwei, trennen, Samen, Angst, Blut, führen, halten, fühlen, verlassen und verdeutlicht so gewissermaßen das "Programm" des Films.
Wie oben beschrieben, finden wir sämtliche Begriffe neben vielen weiteren im Krankheitsbild der Nymphomanie wieder. Im übrigen möchte ich die Nymphomanie der Farbe des Blutes, Rot, zuordnen.
Die Grundstimmung dieser Anfangssequenz ist Verlassenheit:

1	Geist, Gemüt; VERLASSEN zu sein, Gefühl	260
2	Geist, Gemüt; VERLASSEN zu sein, Gefühl; Freunde, Gefühl, er hat keine	34
3	Geist, Gemüt; VERLASSEN zu sein, Gefühl; Isolation, Vereinsamung, Gefühl von	108

	Lac-h.	Arg-n.	Aur.	AIDS	Anac.	Falco-p.	Haliae-lc	Androc.	Anh.	Germ.	Hydrog.	Lac-lup.	Lach.	Posit.	Puls.	Lac-mat.
	3/8	3/7	2/7	3/6	3/6	3/6	3/6	2/6	2/6	2/6	2/6	2/6	3/5	2/5	3/4
1	3	3	4	2	2	3	4	3	3	3	3	3	3	2	4	1
2	2	1	3	1	1	1	1						3	1		2
3	3	3		3	3	2	1	3	3	3	3	3		2	1	1

Naturgemäß finden wir da Aurum und die Milchmittel. Auch die Vogelmittel haben wie die Schmetterlinge dieses tiefe Gefühl der Verlassenheit.
Visuell wird als Farbe ein milchiges Gelb gesetzt, sowohl draußen als auch in Seligmans Wohnung. Überhaupt ist Gelb die beherrschende Farbe des Kapitels (gelbe Straßenlaternen, das gelbliche Licht in Seligmans Wohnung und übertragen der gelbe Urin als Geruch auf Joes Mantel, der übrigens nicht gewaschen werden darf).

Unter den Nymphomaniemitteln finden wir als „gelbe Mittel" Aurum, Phoshorus und Lilium tigrinum.

„The compleat Angler"

Schon die zweijährige Joe entdeckt ihre „Möse". Die Siebenjährige macht sexuell konnotierte Spielchen im Badezimmer mit ihrer Freundin B. und wir hören die wenigen eiskalten Worte ihrer Mutter vor dem Badezimmer. *"Geist, Gemüt; VERNACHLÄSSIGUNG; Beschwerden durch"* wäre hier die entsprechende Rubrik. Arsen, Palladium und Stramonium als dreiwertige Mittel.

> *„Geist, Gemüt; NYMPHOMANIE; Mädchen, junge"* : **Orig.**, raph.
> *„Geist, Gemüt; FRÜHREIF; sexuell"*: **Plat.**, chlorpr., fl-ac., hyos., lach., orig., parot., supren.

Insbesondere die zweite Rubrik erscheint mir wichtig. Origanum wäre hier wohl das Mittel der Wahl.
Im 6. Kapitel erfahren wir dann, dass die 12-jährige Joe ihren ersten Orgasmus ohne jegliche Manipulation der äußeren Geschlechtsorgane erlebt. Dabei hat sie eine Vision, in der sie die Hure Babylon und die Frau des römischen Kaisers Claudius, Messalina, sieht (die zwei berühmten Nymphomaninnen).

> *„Geist, Gemüt; WAHNIDEEN; Visionen, Erscheinungen, hat; schöne"* : <u>**OP.**</u>, **Bos-s.**, **Cann-i.**, <u>leon.</u>, aether, bell., cann-s., coca, coff-t., lac-c., lach., lsd, olnd., psil., sulph.

Naturgemäß stehen hier die Drogenmittel, aber auch Lachesis oder Belladonna. Jedenfalls ist das miasmatisch durch und durch die Tuberkulinie.

Als Joe dann 15 Jahre alt ist, lässt sie sich auf eigene Nachfrage von dem etwas älteren Jerôme entjungfern, vaginal und anal. Der Schmutz des Raumes und die dreckigen Hände Jerômes stehen im krassen Gegensatz zur gebügelten Blümchenbluse Joes. Mit welcher Sorgfalt sie ihr Unterhöschen vor dem Koitus faltet? Wie sie den Nacktbildkalender umhängt?

Einerseits ist sie schüchtern, naiv und leichtgläubig, andererseits aber auch zielgerichtet.

> *„Geist, Gemüt; NAIV, einfältig"*: **Bell.**, **Chin.**, **Stram.**, **Sulph.**, aesc., bov., calop-s., cic., colum-p., falco-p., flag-l., hyos., ignis, latex, lith-f., oryc-c., verat.

> *„Geist, Gemüt; ORDNUNG, Verlangen nach"*: bos-s., calop-s., enal-c., fic-sp., plac., plut-n., vanil., ars., calc., calc-i., carb-v., carn-g., cer-c., chir-f., culx-p., fic-mac., herin., hydr-ac., kali-c., lant-p., marm-a., nitro., nux-v., salx-f., tax., turm-w., uran.

> *„weibliche Genitalien; SEXUALTRIEB*; Verlangen, sexuelles; heftig; Jungfrauen, bei"* : **PLAT.**, **Con.**, kali-p., phos.

Das Thema der Ordnung treffen wir wieder im zweiten Kapitel, als Joe Jerômes Schreibtisch aufräumt und Jerôme damit so gar nicht einverstanden ist.

Dass diese Art der Entjungferung (3x vaginal, 5x anal, entsprechend der Fibonacci-Reihe) sehr schmerzhaft sein muss, ist nur allzu verständlich, weswegen die entsprechende Schmerzrubrik „bei Koitus" nicht verwendet werden soll.

Nach dieser entwürdigenden Höllenerfahrung schwört sie sich, nie wieder Sex haben zu wollen, bricht aber nach kurzer Zeit ihren Schwur und begibt sich zu STEPPENWOLFs Lied „Born to be wild" mit ihrer Freundin B. zum Zwecke eines Spiels in eine Eisenbahn, in dem es einzig und allein darum geht, mit Männern Sex zu haben. Wer die meisten Männer erwischt, hat gewonnen, und gewinnt eine Tüte voller Süßigkeiten.

Diese ganze Episode erinnert stark an die ersten jugendlichen Exzesse mit Drogen. Absolute Grenzerfahrung!

> *„Geist, Gemüt; ABENTEUERLICH, verwegen"*: **Tub.**, acon., canth., hydrog., ignis, latex, maia-l., neod.

In „Synthesis" findet sich in dieser Rubrik noch Medorrhinum. Vielleicht könnte man auch noch die Wildheitsrubrik verwenden („Born to be wild")?

„*Geist, Gemüt; WILDHEIT*": **Ant-t.**, **Bapt.**, **Bell.**, **Colch.**, **Lob.**, **Op.**, **Stram.**, **Verat.**, <u>m-aust.</u>, <u>scorp.</u>, acon., acon-l., agar-st., aids, apoc., aur., calc-p., camph., canth., chin-ar., chlf., chlol., cot., croc., cupr., cyg-b., fagu., gels., hyos., ign., lach., lil-t., lycpr., lyss., med., mosch., nat-s., nelum., onc-t., oxyt., petr., ph-ac., phos., plut-n., pras., sol-t., stry., tab., tarent., thul., tub., uran., vario., xan.

Leider bieten beide Repertorien („Complete" und „Synthesis") keine Rubrik „sexuelle Abenteuer" oder ähnliches. Inhaltlich geht es jedenfalls nicht um die Entdeckung der weiblichen Sexualität, eher geht es um Extreme, vielleicht auch um Macht und Dominanzgefühle.

Die Eisenbahnepisode ist jedenfalls der Beginn einer langen sexuell obsessiven Phase Joes. Die „geheime Zutat"Liebe zum Sex (wie es B. ausdrückt) wird sie erst einmal nicht entdecken.

Nach diesen extremen sexuellen Erfahrungen wird der Club „Die kleine Herde" mit dem Leitspruch *Mea Vulva, mea maxima Vulva* gegründet. Der Bezug zum katholischen Schuldbekenntnis wird hier sehr deutlich.

Die Verbindung von Religion und Sexualität lässt sich auch im Repertorium finden:

1	Geist, Gemüt; RELIGIÖSE Störungen; abwechselnd mit; sexueller Erregung	4
2	Geist, Gemüt; VERZWEIFLUNG; religiöse; abwechselnd mit sexueller Erregung	1

	Lil-t. 2/4	Plat. 1/3	Plut-n. 1/3	Agar. 1/1
1	1	3	3	1
2	3			

Auch wenn es sich nur um zwei kleine Rubriken handelt und diese auch eigentlich so nicht ganz passen, so finden sich doch Lilium und Platinum. Hier geht es einzig und allein um Sex ohne Gefühle. Liebe wird strengstens untersagt. Aber schon bald zeigt sich, dass die Clubmitgliederinnen nicht ohne Liebe auskommen und so zerbricht die Gruppe. Joe bleibt wieder einmal verlassen und einsam zurück.

„Jerôme"

Nach dem Abbruch des Medizinstudiums (auch das ist sexuell konnotiert), wird sie Sekretärin, trifft dabei ihre „erste Liebe" Jerôme als Chef wieder und bleibt mit ihm gleich im Fahrstuhl stecken. Seine erneute sexuelle Annäherung wird aber abgelehnt. Anstatt dessen hat sie mit anderen Kollegen immer wieder Sex. Die Suchtstruktur wird jetzt immer deutlicher.
War das erste Kapitel noch sexuelles Abenteuer, so begibt sich das sexuelle Ich nun auf die Suche nach Liebe, findet diese aber nicht, wird dadurch noch einsamer und benutzt immer mehr Männer zur Befriedigung ihrer rein promiskuitiven Triebe.
Masturbation in der Öffentlichkeit wird erstmalig thematisiert. Die „erste Liebe" Jerôme zerfällt wie ein Puzzle und der Orgasmus ist ohne Liebe wie bisher möglich.

> „weibliche Genitalien; SEXUALTRIEB; Verlangen, sexuelles; heftig; Masturbation, treibt sie zur": **ORIG.**, **ZINC.**, **Gels.**, **Grat.**, **Nux-v.**, **Plat.**, bamb-a., caul., glyc-g., phos., raph., sep.

Origanum, Zincum, Nux v., Platinum und Phosphor. Aber auch Raphanus und Gratiola tauchen erneut auf.
Wenn man die bisherigen wichtigen Rubriken ansieht, kommen immer wieder Origanum und Platinum vor.

„Mrs. H."

Im nächsten Kapitel sehen und hören wir die großartige Uma Thurman als Mrs. H.
Joe schweigt in dieser Szene überwiegend, die Peinlichkeit steigert sich dramatisch und endet im SCHREI.
Joes Leben besteht eigentlich nur noch aus Männern und Sex. Teilweise kennt sie nicht einmal mehr die Namen und den Männern scheint es auch egal zu sein, dass sie sich sexuell abwechseln. Groteske, burleske Szenerie.

Man hat den Eindruck, dass das von Joe inszenierte Leiden ihr gar nichts ausmacht. Schließlich liebt sie ja keinen ihrer Männer. *Niemand kann so grausam sein* sagt Mrs. H. Dabei wirkt Joe gar nicht so, sondern eher kindlich naiv.

1	Geist, Gemüt; GEFÜHLLOS. hartherzig	88
2	EMPFINDLICH, überempfindlich; Unempfindlich, Mangel an Empfindlichkeit	48
3	Geist, Gemüt; GRAUSAMKEIT, Brutalität, Unmenschlichkeit	55

	Anac.	Hyos.	Mand.	Op.	Laur.	Lach.	Plat.	Syph.	Stram.	Ars.	Bism.	Hep.	Posit.	Sabad.	Adroc.	Bell.
	2/8	3/7	3/7	3/7	2/7	2/6	2/6	2/6	3/5	2/5	2/5	2/5	3/4	2/4	2/4	2/4
1	4	1	3	1	3	3	3	3	1	1	2	1	2	2	1	
2	3	1	4	4					1		3		1	1		1
3	4	3	3	2		3	3	3	3	4		4	1	1	3	3

Viele Pflanzenmittel! Anacardium, die Solanaceae, aber auch Lachesis und Platinum.

Seligman hat auch für das gefühllose, verächtliche, grausame Verhalten Joes gegenüber Mrs H. eine passende Antwort: Die Sucht würde dazu führen, dass man das Mitgefühl verliert. So wenig Mitgefühl Joe hat, so viel kann Seligman aufbringen. Immer wieder Dualität, immer wieder zwei Seiten.

„Delirium"

Nach der erschütternden Episode um Mrs. H. wird nun über E.A. POE (zitiert wird der Anfang der Geschichte „The Fall of the House of Usher") das nächste, für den Zuschauer höchst verstörende Kapitel geöffnet. Es geht um Joes geliebten Vater, der ins Delirium fällt und stirbt. Auch Edgar

Allan POE fiel ins Delirium, ins Alkohohldelirium, und verstarb. Ob Joes Vater ebenfalls alkoholkrank ist, lässt sich nicht sagen. Im Film finden sich keine Hinweise. M.E. handelt es sich eher um ein krankheitsbedingtes oder arzneimittelinduziertes Delirium.

Das Sterben und der Tod erregen Joe, sie hat leidenschaftslosen, mechanischen Koitus mit irgendwelchen Angestellten im Keller der Klinik. Den toten Vater anzuschauen, führt zu heftiger Lubrifikation. Hier wird man stark an Tränen (vaginale Tränen) erinnert.

Die ganze Szene ist in Schwarz-Weiß gedreht. Joes Mutter sehen wir nur schweigend am Ende des Kapitels am Totenbett ihres Mannes stehen. Daneben ihre „weinende" Tochter.

> „weibliche Genitalien; FLUOR, Ausfluss; sexuelle Erregung; durch": **Canth.**, **Puls.**, hydr., orig., plat., senec.

Origanum und Platin finden sich erneut.

Während des ganzen Kapitels wird die tiefe Verlassenheit und Einsamkeit Joes gespürt, was in der Eiseskälte der stummen Mutter gipfelt.

„The little Organschool"

Im fünften Kapitel erreicht der Film dann seinen eigentlichen Höhepunkt. Sexualität wird Kunst – filmisch in Form eines Triptychons dargestellt. Des Weiteren scheint Joe eine Verbindung zwischen Sexualität, Musik und Religion herzustellen. Zu den Klängen von Bachs „Ich ruf zu dir, Herr Jesu Christ" stellt Joe die polymorphen Strukturen der Sexualität heraus. So wie auch im nächsten Kapitel scheinen Religion und Sünde Belege für die Verwerflichkeit der Sexualität zu sein. Ist Joes Verhalten aus religiöser Sicht überhaupt noch tragbar?

Laut Seligman geht es darum, jeder einzelnen Stimme eine eigene Melodie zu geben, so wie jeder Geschlechtspartner seine eigene, individuelle Rolle spielt. So wie die drei Stimmen aus Bachs Werk eine harmonische Polyphonie ergeben, so ist jeder Mann eigenständiger Teil einer polygamen Harmonie (oder wie Joe sagt, der *Beziehung der verschiedenen Geschlechtsakte untereinander*).

So gibt es den ruhigen, eher pyknischen Mann als Fundament, *monoton, vorhersehbar und ritualisiert*. Er ist die Bassstimme. Er gibt ihr sexuelle Stabilität. Dann gibt es die aktive Stimme, die Sopranstimme, die wie eine

Katze, oder wie ein Leopard in der Sexualität daherschreitet. Seine schleichende Bewegung erregt Joe unendlich. Hier muss sie aktiv werden, der Jaguar oder Leopard bestimmt das Geschehen.

Im Film wird die Bassstimme im Triptychon links mit weiblichem Geschlecht, die Sopranstimme rechts mit erigiertem männlichen Glied dargestellt.

Cantus firmus wird die Essenz von Bass- und Sopranstimme in der Mitte des Triptychons in Person von Jerôme, den sie bei einem ihrer wiederkehrenden Spaziergänge erneut trifft. Hieraus entwickelt sich nun die dritte Stimme: Liebe und Sexualität scheinen zum vollkommenen Kunstwerk zu werden. Die Summe aller Geschlechtsakte - Sex und Liebe. Die „geheime Zutat" scheint sie also zu finden, verliert dann aber jegliches Gefühl, fühlt nichts mehr und bricht am Ende von Teil 1 erneut in Tränen aus. Und somit ist es also doch nicht die Liebe, von der sie geglaubt hat, sie gefunden zu haben. Tränen der Verzweiflung fließen nun aus ihren Augen. Den "vaginalen" Tränen nach dem Verlust des Vaters folgen nun auch noch echte Tränen mit der Erkenntnis, die Gefühle verloren zu haben. Später werden auch noch "Blutstränen" laufen. Damit ist der erste Teil zu Ende. Im Abspann hören wir wieder RAMMSTEIN:

> *Du bist mir ans Herz gebaut,*
> *zwei Seelen spannen eine Haut,*
> *und wenn ich rede,*
> *bist du still.*
> *Du stirbst, wenn ich will.*
> *Wenn du weinst,*
> *schenke ich dir, Kinder der Angst,*
> *Tränen von mir".*

Und genau dieses Kind wird ihr dann von Jerôme geschenkt, Marcel. So vermischen sich Jerômes Tränen mit Joes und ein sicherlich nicht gewolltes Kind (*ein Kind der Angst*) entsteht, ein Kind mit Namen Marcel auf der Suche nach der verlorenen Zeit.

Auch wenn am Anfang des zweiten Teils noch Stacy Martin die junge Joe spielt, möchte ich dennoch zu diesem Zeitpunkt eine Zwischenrepertorisation anbieten.

1	Geist, Gemüt; NYMPHOMANIE	50
2	Weibliche Genitalien; SEXUELLES Verlangen; heftig; Jungfrauen, bei	2
3	Weibliche Genitalien; SEXUELLES Verlangen; heftig; Masturbation, treibt sie zur	8
4	Weibliche Genitalien; SEXUELLES Verlangen; heftig	24
5	Weibliche Genitalien; MASTURBATION, Onanie, Neigung zur	13
6	Geist, Gemüt; TRAURIGKEIT; abwechselnd mit; sexueller Erregung	1
7	Geist, Gemüt; GEMÜTSERREGUNG, Gefühlsspannung, erregbar; Beschwerden durch, schl.; geistige, emotionale Beschwerden durch; sexuelle	38
8	Geist, Gemüt; GEDANKEN; hartnäckige; sexuelle Gedanken; quälend	12
9	Geist, Gemüt; GEDANKEN; hartnäckige; sexuelle Gedanken; Masturbationsneigung, bei	3
10	Geist, Gemüt; GEDANKEN; hartnäckige; sexuelle Gedanken; Tag und Nacht	3
11	Geist, Gemüt; GEDANKEN; hartnäckige; sexuelle Gedanken	79
12	FURCHT; Unredlichkeit; moralischer Entgleisung, vor, abwechselnd mit sexueller Erregung	1
13	Geist, Gemüt; FRÜHREIF; sexuell	8
14	Geist, Gemüt; EILE, Hast; sexueller Erregung, bei	1
15	Geist, Gemüt; PSYCHOLOGISCHE Themen; Sexualität	572
16	Geist, Gemüt; VERZWEIFLUNG; religiöse; abwechselnd mit sexueller Erregung	1
17	VERWIRRUNG, geistige; Persönlichkeit, bezüglich der eigenen; Sexualität, bezüglich seiner	12
18	weibliche Genitalien; SEXUALTRIEB; Verlangen, sexuelles; unersättlich; Mädchen, junge	2
19	weibliche Genitalien; SEXUALTRIEB; Verlangen, sexuelles; unersättlich	14
20	weibliche Genitalien; SEXUALTRIEB; Verlangen, sexuelles;	11

	heftig, unwiderstehlich	
21	weibliche Genitalien; SEXUALTRIEB; Verlangen, sexuelles; heftig; Masturbation, treibt sie zur	12

	Plat.	Orig.	Phos.	Hyos.	Lil-t.	Stram.	Zinc.	Lach.	Staph.	Kali-br.	Calc.	Nux-v.	Canth.	Gels.	Grat.	Orig-v.
	16/45	11/32	11/23	10/23	10/22	9/22	7/22	9/21	8/20	7/18	7/17	7/17	8/16	7/16	6/16	6/16
1	3	3	2	3	2	3	2	3	2	2	1	2	2		3	
2	3															
3	2	3	1			3					2		2	2		
4	2	3	2	2		2	2	2	2	2	3		2	1	2	
5	2	3	1				2						2	2		
6				1												
7	3	3	3	3	4	3		1	2	3	1	1	3			
8									3				1			
9			3													
10																
11	3	1	3	3	1	3			3	3	3		1			1
12				1												
13	3	1		1				1								
14					4											
15	4	3	4	3	2	3	4	3	4	4	4	4	3	3	3	2
16				3												
17																
18	4															4
19	4				1	3	3						1			4

	Plat.	Orig.	Phos.	Hyos.	Lil-t.	Stram.	Zinc.	Lach.	Staph.	Kali-br.	Calc.	Nux-v.	Canth.	Gels.	Grat.	Orig-v.
20			1					1		1						
21	3	4	1				4				3		33			

Wie aus dieser Repertorisation ersichtlich ist, finden sich naturgemäß die anfangs unter der Überschrift „Nymphomanie" genannten Mittel. Auffällig ist m.E. auch, dass sich unter den 20 ersten Arzneien nur zwei Tiermittel finden. Weiterhin haben wir 7 mineralische Mittel und 11 Pflanzen.
Wenn ich in MacRepertory die Expertenanalyse wähle, steht Lilium nach Platin an zweiter Stelle, direkt von Origanum gefolgt.
Schaue ich an dieser Stelle schon einmal differentialdiagnostisch auf die Arzneimittel, so erscheinen Lilium und Origanum für mich am bedeutendsten.
Auch wenn Platinum immer wieder an erster Stelle steht, glaube ich eher nicht an dieses Mittel. Die für Platinum so wichtigen Themen wie Maßlosigkeit, Spannung und Wert sowie Hochmut, Arroganz und der hohe Anspruch an sich selbst sind mir bei Joe zu schwach ausgeprägt. Selbstverständlich ist sie bezüglich ihrer Sexualität maßlos, aber sonst eher nicht. Für Platin erscheint sie mir nicht affektiert genug (einmal abgesehen von der Szene, als es um die Abtreibung geht)
Leider ist es durch das Ansehen des Films nicht oder nur erschwert möglich, die Empfindungsebene Joes (nach SANKARAN) zu erreichen. Das Thema des Überlebens (als Hauptcharakteristikum des Tierreichs), verbunden mit vielen Handgesten, sehe ich in dem Film allerdings weniger, so dass für mich Tiermittel eher unwahrscheinlich sind. Was die Mineralien angeht, bin ich mir nicht so sicher. Sicherlich zeigt Joe strukturelle Verhaltensmuster, sie wirkt durchaus organisiert. Aber sie muss die Struktur immer wieder durchbrechen, weil der Trieb das fordert. Also steht Struktur nicht an erster Stelle.
Ihre Naturverbundenheit insbesondere zu Bäumen und Blättern, verbunden mit emotionalen Regungen, lässt mich jedoch am ehesten an ein Pflanzenmittel denken.
Ein weiterer Punkt zugunsten von Lilium und Origanum und gegen Platin ist für mich die miasmatische Einordnung. Joe ist eindeutig tuberku-

linisch, zumindest bis zur Geburt ihres Kindes. Danach wird sie syphilinisch (die Masochismusphase und danach – bis zu dem Zeitpunkt, als sie Jerôme erschießen will – was aber bereits zum zweiten Teil gehört). Die Sykose scheint sie nicht so richtig zu erleben, sie wird quasi übersprungen. Platin ist in erster Linie syphilinisch, während Lilium und Origanum vor allem zur Tuberkulinie gehören.
Wie gesagt: wir befinden uns in der Mitte des Films, in der Mitte des Lebens von Joe: Als ich den ersten Teil seinerzeit das erste Mal im Kino gesehen hatte, fragte ich mich, wie es wohl im zweiten Teil weitergehen könne. Meine innere Antwort war: mit Gewalt. Übertragen ausgedrückt, ist die Nymphe jetzt erwachsen geworden und die einfachen Sexismen funktionieren nicht mehr. Aus Sex wird nun Manie, aus Joe und ihren sexuellen Obsessionen wird nun eine „Maniac". Und ein weiteres sehr wichtiges Thema, nämlich Religion, wird im 6. Kapitel erörtert.

„The eastern und the western church (The silent duck)"

Nachdem Joe erkannt hat, dass Sex mit oder ohne Liebe unbefriedigend ist, wendet sie sich K zu, einem eiskalten und gefühllosen Sadisten (wie ihre Mutter!), der laut SEEßLEN eigentlich nichts weiter als eine ikonografische Repräsentation darstellt. *Er führt die Frauen, die ihn zu sich genommen haben, wie eine Beute, ein Fundstück, zurück auf den Körper, und die Körperlichkeit, die sie möglicherweise im Familienleben verloren haben.* Also begibt sich Joe auf die Suche nach dem verlorenen Gefühl oder der verlorenen Lust!
Bei dieser Suche begegnet sie den „dangerous men", wie ein in roten Lettern geschriebener Zwischentitel besagt. Zunächst stellt sie sich zwei Afroamerikanern bereitwillig für Sex zur Verfügung, erhofft sie sich doch, durch Sprachlosigkeit zur Lust zurückfinden zu können, was natürlich nicht gelingt.
Noch heftiger gesteigert bleibt schließlich nur K; aber auch extreme körperliche Gewalt in Form von Peitschenhieben, Schlägen ins Gesicht usw. bringt ihr das Empfinden von Lust nicht mehr zurück. Sie erlebt zwar wie durch Masturbation Orgasmen unter den 40 Schlägen mit der neunschwänzigen Katze, aber sie fühlt sich und ihren Körper anders oder vielleicht auch gar nicht mehr.
Nachdem Joe diese von Sadomasochismus geprägte Episode erzählt hat, ist nun Seligman an der Reihe, über seine sexuelle Natur zu berichten. Und

wie eigentlich nicht anders zu erwarten war, ist er im Grunde asexuell. Lars VON TRIER muss den Gegenpol zur Nymphomanie darstellen: Asexualität. Wieder Dualität.

Seligmans sexuelle Erfahrungen waren klägliche Versuche der Masturbation in der Jugend, was ihm allerdings nichts bedeutet hat. Als Substitute wurden dann Wissen und geistige Nahrung gewählt. Zwar habe er erotische Literatur mit „großem Vergnügen" gelesen, aber eben nur mit literarischen Absichten.

Auch bei der Asexualität gibt es ähnlich der Nymphomanie verschiedene Formen und Ausprägungen. Das Repertorium bietet auch einige Rubriken zu Asexualität an (ich beschränke mich hier auf die männliche Form), allerdings wesentlich weniger.

1	männliche Genitalien; SEXUALTRIEB; Verlangen, sexuelles; fehlt	212
2	männliche Genitalien; SEXUALTRIEB; Verlangen, sexuelles; fehlt; Erektionen; ohne	4
3	männliche Genitalien; SEXUALTRIEB; Verlangen, sexuelles; Erektionen, mit	15
4	männliche Genitalien; SEXUALTRIEB; Verlangen, sexuelles; vermindert	234
5	männliche Genitalien; SEXUALTRIEB; Verlangen, sexuelles; vermindert; Erektionen, bei	18
6	männliche Genitalien; SEXUALTRIEB; Verlangen, sexuelles;; vermindert; Erektionen, ohne	5

	Alum.	Calad.	Kali-br.	Sulph.	Camph.	Mag-c.	Nit-ac.	Graph.	Agn.	Bar-c.	Kali-c.	Lyc.	Ph-ac.	Coff.	Dios.	Yohum.
	4/12	4/12	4/11	4/10	3/10	4/9	4/9	3/9	2/8	2/8	2/8	2/8	2/8	3/7	3/7	3/7
1	3	3	4	4	3	3	4	4	4	4	4	4	4	1	1	3

	Alum.	Calad.	Kali-br.	Sulph.	Camph.	Mag-c.	Nit-ac.	Graph.	Agn.	Bar-c.	Kali-c.	Lyc.	Ph-ac.	Coff.	Dios.	Yohum.
2			1		3		1									
3	3	3	3		1		1	1								
4	3	3	3	4	4	4	3	4	4	4	4	4	4	3	3	1
5	3	3		1			1	1								3
6			3											3	3	

Deutlich überwiegen Mineralien. Insbesondere die Kaliumverbindungen erscheinen mir interessant.

Ich möchte darauf hinweisen, dass es sich hier nur um eine Zusammenstellung von Rubriken zu Asexualität und Hyposexualität handelt. Der Versuch einer Repertorisation von Seligman folgt später.

1	männliche Genitalien; SEXUALTRIEB; Verlangen, sexuelles; fehlt	212
2	männliche Genitalien; SEXUALTRIEB; Verlangen, sexuelles; fehlt; Erektionen, ohne	4

	Camph.	Graph.	Kali-br.	Agn.	Arg-n.	Bar-c.	Carbn-s.	Gins.	Kali-bi.	Kali-c.	Lyc.	Nit-ac.	Ph-ac.	Sep.	Sulph.	Alum.
	2/6	2/5	2/5	1/4	1/4	1/4	1/4	1/4	1/4	1/4	1/4	1/4	1/4	1/4	1/4	1/3
1	3	4	4	4	4	4	4	4	4	4	4	4	4	4	4	3
2	3	1	1													

In dieser Repertorisation finden sich unter den ersten Mitteln immerhin drei Kaliumsalze. Auf den ersten Blick sind Kaliumsalze durchaus als mögliche Mittel für Seligman denkbar.

Aber weiter mit Joe!
Wie im Kapitel oben allgemein zur Nymphomanie zu lesen war, sind autoggressive Verhaltensmuster Bestandteil der Psychopathologie.

1	Geist, Gemüt; LIEBE; Perversion: Masochismus, sexueller	1
2	Geist, Gemüt; LIEBE; Perversion; Sadomasochismus	5
3	Geist, Gemüt; MASOCHISMUS	5
4	Geist, Gemüt; MASOCHISMUS; sexuell	3
5	Geist, Gemüt; GEWALT, Heftigkeit; Nymphomanie, bei	2
6	Geist, Gemüt; VERLETZEN, sich selbst; Gefühl, er könnte sich selbst	15

	Cimic.	Hydr-ac.	Merc.	Nat-s.	Verat.	Lach.	Nat-m.	Thul-f.	Tub.	Agar.	Alum.	Anac.	Arg-n.	Ars.	Bell.	Germ.
	1/3	1/3	1/3	1/3	1/3	2/2	2/2	2/2	2/2	1/1	1/1	1/1	1/1	1/1	1/1	1/1
1					1											
2						1		1								
3				1	1	1										
4				1	1	1										
5					3											
6	3	3	3	3					1	1		1	1	1	1	1

Die Rubrik „*Geist, Gemüt; LIEBE; Perversion; Sadomasochismus*" passt eigentlich nicht, da ich bei Joe keinen Sadismus erkennen kann. Ich möchte sie aber dennoch wegen des Sadismus von K in der Repertorisation belassen. Nur Lachesis, Natrium muriaticum und Tuberkulinum haben zwei gemeinsame Rubriken. Insgesamt lässt sich hieraus lediglich miasmatisch ein tuberkulinisch-syphilinischer Zustand erkennen.

„*Geist, Gemüt; GEWALT, Heftigkeit; Nymphomanie, bei*" erscheint mir als die wichtigste Rubrik: (**Verat.**, Stram.)
In diesem Kapitel scheint mir besonders bedeutend, dass Joe aus Sucht (Sexsucht, Masochismus, wie auch immer) ihre Pflichten als Mutter und später als Partnerin massiv vernachlässigt. Während sie im Wartezimmer des Sadomasotherapeuten K sitzt, ist ihr Sohn des Nachts allein zu Haus. Er wird wach, es ist Winter und es schneit. Wir hören die Anfangsmusik aus „Antichrist": „Lascia Ch'io Pianga" von Händel und befürchten das Schlimmste für das Kind, was natürlich nicht passiert.
In „Antichrist" verliert sie ihr Kind während des Koitus, hier behält sie es (oder auch nicht) *bei dem gewaltsamen Versuch, den Körper, die Lust, das Erzählprinzip ihres Lebens zurückzugewinnen* (Seeßlen):
Mögliche Rubriken hierfür:

> „*Geist, Gemüt; PFLICHT; Mangel an Pflichtgefühl*": **CALC.**, **Bos-s.**, cassi-s., alum., ambr., anac., ars., bufo, cench., coloc., hep., hydr-ac., lach., merc., nat-m., ptel., sil., sulph.

und

> „*Geist, Gemüt; EGOISMUS*": **HALIAE-LC.**, **PLAT.**, **SCORP.**, **Aur-s.**, **Calc.**, **Lach.**, **Lyc.**, **Pall.**, **Sil.**, **Sulph.**, **Verat.**, agar., des-ac., act-sp., alco., anac., anan., androc., arn., aur., aur-m-n., bar-s., bufo, cic., cimic., croto-t., cur., dysp-o., eryth., gins., holm-n., holm-o., hydrog., kola., lac-leo., lap-gr-m., mant-r., marm-a., med., merc., nicc., nux-v., oxyg., par., phos., posit., rhodi-s., salx-f., sile-c., staph., stram., tabsc., tax., terb-o., thuj., uran.

Interessant auch:

> „*Geist, Gemüt; EGOISMUS; Nymphomanie, bei*": **Agar.**

Bei der Hauptrubrik "…Egoismus" steht wieder Platin in Grad 4. In der Unterrubrik Agaricus. Weder Lilium noch Origanum.
Am Ende des Kapitels hat Joe ihre Orgasmusfähigkeit wiedererlangt, ihr Kind und ihren Mann allerdings verloren. Vom Masochismus hat sie sich verabschiedet. Worauf Seligman erneut nach einem Beispiel für ihre Bosheit fragt, und Joe darauf eine Geschichte erzählt, in der Jerôme ihr einen 7000-Pfund-Brillantring geschenkt hat, der von ihr dann, während des sogenannten Cinderellaspiels, ins Kaminfeuer geworfen wurde.

Für Joe handelt es sich hierbei um boshaftes Verhalten. Im „Complete"-Repertorium finden wir zwei Rubriken: „*Geist, Gemüt-BOSHAFT, heimtückisch*" und „*Geist, Gemüt-MUTWILLIG, boshaft*". In beiden Rubriken steht Platin - was nicht anders zu erwarten war.
Seligman findet ihr Verhalten nicht boshaft, vielleicht ist es ja wirklich ein Spiel Joes, in dem sie Jerôme auf die Probe stellen will.
Auch wenn Joe immer wieder darauf besteht, boshaft, böse, ein schlechter Mensch zu sein, bin ich mir ähnlich Seligman da nicht ganz so sicher. Jerôme oder Mrs. H hätten sie eindeutig als boshaft bezeichnet, aber handelt es sich bei ihrem Verhalten nicht eher um fehlende Empathie?
Ist das Benutzen der Männer zur alleinigen Befriedigung der Lust (was es ja eigentlich so nicht ist) böswillig?
Vielleicht hat sie den Ring ja nur ins Feuer geworfen, um die eigentliche Liebe Jerômes zu prüfen? Ist das heimtückisch? Jedenfalls handelt es sich um eigentümliche Verhaltensmuster, die letzendlich der kranken Persönlichkeitsstruktur der Hauptprotagonistin entsprechen.

„The Mirror"

Der Brillantring mit seiner Spiegeloberfläche ist die Überleitung zum nächsten Kapitel.
Nach der Beendigung ihrer Sadomaso-Erfahrungen und der Wiedererlangung der sexuellen Lust, geht Joe wieder auf Männerjagd, was ihr auch „tonnenweise" gelingt. Von ihrer Chefin enttarnt, wird sie in eine psychotherapeutische Gruppe gezwungen. Zuvor allerdings erklärt Joe Seligman ihre tiefe Abneigung gegenüber Psychologen. Die hieraus sich entwickelnde Szene ist in der Kinofassung herausgeschnitten worden, und das wegen ihrer Härte sicherlich völlig zu Recht.
Joe ist wieder schwanger, von irgendeinem dieser „tonnenweise Männer". Sie ist beim Gynäkologen und muss dann zur Konfliktberatung, wo ihr die Therapeutin aufgrund ihrer Emotionalität die Erlaubnis zum Schwangerschaftsabbruch verwehrt.
In dieser Episode lernen wir eine ganz neue, andere Joe kennen. Wut, Zorn, gepaart mit Fäkalsprache und verachtenden Beleidigungen kennzeichnen die tiefe Verzweiflung Joes. Aber anstatt voller Demut die staatliche Erlaubnis zur Interruptio zu erhalten, begehrt sie auf, ist Rebellin. Nichts mehr von der naiven, demütigen, fast schüchternen Joe, die sich als Sekretärin beworben hat!

Rebellische Aggression gipfelt folglich in der Durchführung einer Selbstabtreibung eines Feten der 12 Schwangerschaftswoche.

Die Tötung dieses Kindes (was im Film en detail zu sehen ist), zeigt die ganze krankhafte Struktur von Joe. Mit welcher Genauigkeit, welcher Akribie dieser Eingriff vorgenommen wird! Wie gesagt, für den Zuschauer ist das erschütternd. Und so sehen wir am Ende dieser Episode wieder ein totes Wesen zwischen Joes Beinen. Zuerst der Vater, jetzt der hingerichtete Fötus. An Joes Schenkeln erst die vaginalen Tränen, jetzt das Blut.
Folgende Reperorisation möchte ich vorschlagen:

1	Geist, Gemüt; HOCHMÜTIG, überheblich, arrogant; Schwangerschaft, während	1
2	Geist, Gemüt; EMPFINDLICH, überempfindlich; Schwangerschaft, während	4
3	Geist, Gemüt; ENTRÜSTUNG, Empörung; Schwangerschaft, während	1
4	Geist, Gemüt; REIZBARKEIT; Schwangerschaft, während	7
5	Geist, Gemüt; PERSONEN, Abneigung gegen; Schwangerschaft, während	2
6	Geist, Gemüt; Gemütserregung, Gefühlsspannung, erregbar; Schwangerschaft, während	8
7	Geist, Gemüt; GEISTESKRANKHEIT, Verrücktheit; Schwangerschaft, während	4

	Acon.	Sep.	Cimic.	Bell.	Cham.	Gels.	Nux-m.	Stram.	Ther.	Valer.	Verat.	Asar.	Ambr.	Caust.	Croc.	Cupr-ar.
	3/5	2/4	3/3	1/3	1/3	1/3	1/3	1/3	1/3	1/3	1/3	1/1	1/1	1/1	1/1	1/1
1									3							
2	1	1							3		1					
3																

	Acon.	Sep.	Cimic.	Bell.	Cham.	Gels.	Nux-m.	Stram.	Ther.	Valer.	Verat.	Asar.	Ambr.	Caust.	Croc.	Cupr-ar.
4	3		3												1	1
5	1	1														
6	3		1			3	3		3			1	1	1		
7			1	3				3								

Aconitum als Mittel des akuten Miasmas ist absolut nachvollziehbar. Ebenso Sepia.
Für mich interessant sind erneut die Solanaceen.
Im Übrigen enthält auch diese Analyse fast nur Pflanzenmittel!
In der Folge entwickelt sich ein Disput zur Abtreibungsfrage, in der einerseits Seligman in die Ecke gedrängt wird, z.b. durch die Aussage, dass Abtreibung alleinige Frauensache sei, andererseits erkennen wir ein deutliches Schuldgefühl Joes am Tod ihres Kindes. Die Rubrik „Schuldgefühle" gibt es so nicht, es findet sich jedoch bei Radar ein Querverweis zu „*Gemüt - tadelt - sich selbst*". Hier steht Hyoscyamus im dritten Grad, Platin nur im ersten. Auch in der größeren Rubrik „*Geist, Gemüt; ANGST; Gewissensangst*" finden sich Hyoscyamus und Platin im dritten Grad.
Hyoscyamus ist für mich ein weiteres Mittel, das in die erste Wahl genommen werden muss. Interessant, da es ein wichtiges Mittel für das De-Clérambault-Syndromist. Bei diesem Syndrom handelt es sich um Erotomanie, eine Form des Liebeswahns, der ganz klar von Nymphomanie unterschieden werden kann.
Nach der Tötung des eigenen Kindes versucht sich Joe nun von ihrer Sucht zu befreien. Sie begibt sich in psychotherapeutische Hände in Form einer Gruppentherapie.
Sie folgt der Empfehlung eines „Entzuges" von Sex und Masturbation. Die Manipulation aller Gegenstände in ihrem Zimmer (beinahe alles scheint potentiell erregend) nimmt groteske Züge an. Selbst das Befeuchten ihrer Lippen beim Umblättern der Seiten ihres Seelenbuchs (einem Buch mit Blättern aus der Kindheit - möglicherweise auch ein Vaterersatzobjekt) führt zu sexueller Erregung. Das Bild der auf dem Bett liegenden Joe erinnert an den Entzug Heroinsüchtiger.

Überschrieben ist dieses Kapitel mit „The Mirror". Und genau darum geht es. Reflexion, Dualität, hier und dort.
Nach erfolgloser sexueller Selbstkasteiung kommt es zum Eklat in der Gruppe. Mit verachtenden Worten beschimpft sie die Gruppenmitglieder und die Therapeutin, um mit den Worten zu schließen:

> *Ich bin Nymphomanin, und ich liebe mich dafür, eine zu sein, aber vor allem liebe ich meine Möse und meine schmutzige versaute Lust.*

Und genau in diesem Satz wird wahrscheinlich der Unterschied zwischen Sexsucht und Nymphomanie deutlich. Die Sexsüchtige spürt das schlechte Gewissen nach dem Sex, die Nymphomanin eben nicht. Obwohl auch Nymphomanie zu den Suchtstörungen zu zählen ist, ist eine Einsicht in das Krankheitsgeschehen wesentlich schwieriger zu erreichen. Und somit war die Aufnahme Joes in diese psychotherapeutische Gruppe von vornherein zum Scheitern verurteilt. Das hätte die Therapeutin erkennen müssen. Ich will damit nicht sagen, dass Psychotherapie grundsätzlich nicht angezeigt wäre, nur war der Ansatz in Joes Fall schlicht und einfach falsch.
Aber letztendlich erkennt Joe doch, dass die komplette Entsagung von Sexualität kein richtiger Weg und in ihrem Fall auch nicht möglich ist. Durch die Selbstspiegelung befreit sie sich von Männern, wird allerdings ihre sexuelle Energie nur in andere Kanäle transferieren.
Burning down the House heißt es in dem Titel der TALKING HEADS, der im Film zu hören ist. Joes Energie wird nun gegen die *verlogene Gesellschaft* rebellisch ankämpfen. Sie macht diese für die Zerstörung ihrer Persönlichkeit verantwortlich, und so ganz Unrecht hat sie damit ja eigentlich nicht.

> „*Geist, Gemüt; KÄMPFEN, Verlangen zu; rebellisch*": **Calc-p.**, **Carc.**, lac-as., androc., caras., diox.

Hier nun Carcinosinie in Form von Lac asinum und Carcinosinum. Die Vernachlässigung der kleinen Joe insbesondere durch die Mutter (nicht auszudenken, wie die Schwangerschaft mit Joe verlaufen ist), könnte ätiologisch durchaus in Erwägung gezogen werden.

Ob ich die Gesellschaft verlassen hatte oder sie mich, kann ich nicht sagen.

Aber die sexuelle Rebellin wird keineswegs zur Freiheitskämpferin, nein, eher geht sie zur dunklen Seite der Gesellschaft, bewegt sich ständig am Rande der Legalität als Inkassoschuldeneintreiberin.

Die Wiedergewinnung der Lust wird zur sozialen Waffe, aus der Verteidigung wird Angriff. Aber das ist nur eine Lesart, in einem Spiel, in dem die Rollen von Geben und Nehmen, Empfangen und Penetrieren ständig wechseln", so SEEßLEN.

„The Gun"

ist die Überschrift des letzten Kapitels, und der Titel lässt schon erahnen, wohin Joes sexuelle Energie führen wird.
Um in FREUDscher Symbolik zu sprechen, wird Joe hier immer mehr zum Mann, die Waffe als Penis, die Kugel als Sperma, das abgedrückt werden muss. Aber bis es soweit ist, passiert im Film noch mehr als eine Stunde lang etwas anderes.
Joe lernt einen gewissen L (als Schauspieler William Dafoe - ihr Gatte in Antichrist) kennen, diesmal jedoch nicht einen Sadisten (oder vielleicht doch), sondern einen Lehrmeister, der ihr genauestens beibringt, ihre neuen Opfer gefügig zu machen.
Und bei diesen Opfern nutzt sie die Erfahrungen, die sie bei K gelernt hat. Und sie hat Erfolg.
Interessant ist das Vorstellungsgespräch, verglichen mit dem ersten Vorstellungsgespräch einige Jahre zuvor. Joe bezeichnet jetzt sich selbst als skrupellos.

„*Geist, Gemüt; UNBARMHERZIG, mitleidlos, skrupellos*": adam., alco., am-c., **Anac.**, androc., ars., blatta, bufo, calc., carb-an., carb-v., **Cham.**, chin., chir-f., clad-r., con., cymbo-ci., **DIG.**, falcop., hippo-k., kali-c., kali-i., lac-h., **Lac-leo.**, lap-gr-m., leon., magm., mand., marm-a., nat-m., nelum., nit-ac., op., ozone, perla, **Plat.**, plut-n., puls., querc-r., ros-ca-a., **Sep.**, staph., sumb., tax., thuj.

Wieder Platin, aber auch Lac leoninum finde ich sehr interessant. Der Löwe im Käfig. Carcinosinie als Milchmittel, Syphilinie als Löwe. Joe befindet

sich kurz vor dem syphilinischen Ausbruch, wenn sie losgelassen wird, wenn der Käfig geöffnet wird. Die Sykose ist jedenfalls weitestgehend übersprungen worden.
Sahen wir gerade noch Gewalt in Form des Sadomasochismus, so stellt sich nun die bloße Gewalt gegen die verrottete Gesellschaft klar und deutlich in den Vordergrund. Joe peitscht ihre Opfer aus, zwei Bodyguards beschützen sie.
Und die nächste Absurdität dieser verlorenen Gesellschaft darf nicht fehlen: Pädophilie! Aber mit dem im Film beschriebenen Pädophilen hat Joe Mitleid, stellt er doch genau wie sie selbst eine Randerscheinung dieser Gesellschaft dar. Und an dieser Stelle macht Seligman nicht mehr mit. Verständnis, oder gar Sympathie für einen Pädophilen geht ihm offensichtlich zu weit. Aber Joe sieht in dem Pädophilen ja eigentlich nur sich selbst. Eine absonderlich veranlagte Persönlichkeitsstruktur, die gesellschaftlich verdammt wird. Genau wie sie selbst ist er ein sexueller Außenseiter, ein Verdammter, beide sind völlig allein in ihrer jeweiligen Einsamkeit. Und genau aus dieser Erkenntnis heraus befriedigt sie ihn oral. Hier wäre die Mitgefühls-Rubrik zu wählen:

> *„Geist, Gemüt; MITFÜHLEND; Leiden der andern, gegenüber"*: bar-p., caesal-s., carc., ephe., erb., ferr-p., garden., lant-p., lyss., mand., pter-a., ros-g., uran-n.

In der Hauptrubrik *„Geist,Gemüt; MITFÜHLEND"* finden wir Carcinosinum neben anderen carcinosinischen Mitteln im vierten Grad. Also erneute Carcinosinie. Empathie und Mitgefühl waren Joe bisher weitestgehend unmöglich. Erst in der Transformation zum „Mann" kann sie eine erneute Carcinosinie durchleben und mit dieser werden ganz neue Gefühle möglich.
Für mich interessant ist auch, dass sich in obiger Rubrik auch Mandragora befindet, ein tuberkulinisches Nachtschattengewächs mit deutlichem Bezug zur Carcinosinie.

War Joe als Frau immer die Nehmende, ist sie nun als „Mann" zur Gebenden, wenngleich auch in Form von Gewalt, geworden.
Und so muss sie notwendigerweise eine Freundin in Gestalt von P (steht möglicherweise für Pistole) kennenlernen. P, mit einem Körperdefekt

(einem deformierten rechten Ohr) behaftet, wird rasch ihre Freundin und bald auch ihre Liebhaberin. Und Joe übernimmt für die adoleszente, durch und durch tuberkulinische P die Vaterrolle (nicht die Mutterrolle!), indem sie ihr vom Seelenbaum ihres Vaters erzählt, den sie für sich selbst noch nicht gefunden hat.

Zuvor war wichtig, so ihr Lehrmeister L, dass es sich bei P um ein Kind von Eltern handelt, die entweder wegen Gewaltdelikten im Gefängnis sitzen oder aufgrund von Drogenproblemen ihr Kind absolut vernachlässigt haben.

Oder mit miasmatischen Worten: ein Kind mit deutlich gestörter Carcinosinie und Psora.

Über die Qualität von Mitgefühl, Mitleid kann Joe schnell bei P Vertrauen erzeugen und sie letzendlich gefügig machen. Es reichen nur wenige carcinosinisch-psorische Impulse, um dieses Vertrauen aufzubauen. Da sich P allerdings in der Tuberkulinie befindet, kann das eigentlich nicht allzulange gut gehen. Und so muss es kommen, dass sie im Rahmen ihrer Schuldeneintreibungsarbeit auf Jerôme treffen. Es kommt also zur Konfrontation mit Joes früheren Leben. Da sie Jerôme nicht direkt begegnen kann, übergibt sie diesen Job erstmals an ihre junge Schülerin P, mit der Auflage, diese Arbeit sanfter als sonst durchzuführen.

Und so kommt es, dass P mit Jerôme eine „richtige Affäre" beginnt, was letzendlich bedeutet, dass Joe ihre Liebhaberin an ihren früheren Liebhaber verliert.

Ob es dann Eifersucht, oder absolute Verzweiflung ist, die Joe dazu bewegen wird, Jerôme töten zu wollen, ist letzendlich egal. Die Penispistole versagt, P gewinnt, indem sie mit Jerôme die Entjungferungsszene des Anfangs (3x vaginal, 5x anal) wiederholt, um anschließend Joe mit ihrem weiblichen Urin, den gelben Tränen, demütigend zu beschmutzen.

Zuvor sehen und hören wir stumpfe, männliche, körperliche Gewalt Jerômes in Form heftiger Faustschläge in Joes Gesicht. "Beschwerden durch körperliche und sexuelle Gewalt" und "Beschwerden durch Demütigung" wären Rubriken, an die hier zu denken wäre.

Am Ende dieser heftigsten Demütigungsszene bittet Joe erfolglos: „Fill all my holes"! Aber alle Löcher sind gefüllt. Und genau das ist die Persönlichkeitsstruktur der Nymphomanin: keine Gnade, immer mehr, immer mehr.

Und nun fallen weiße Tränen als Schneeflocken, wie schon in „Antichrist" und „Melancholia".

Zu Ende ist der Film aber noch nicht. Schließlich heißt das Kapitel ja „The Gun" und die Waffe hat bisher noch versagt, die sexuelle Energie staute sich nur auf. Die Beichte Joes endet mit den Worten, dass sie einen Freund in dem scheinbar asexuellen Seligman gefunden hat.

Nach der Morgendämmerung (die, wie er im Film sagt, Seligman versteht – so wie Joe die Abenddämmerung versteht), darf Joe nach Beendigung ihrer Beichte endlich schlafen.

Doch Seligman möchte seine Asexualität beenden und versucht in die schlafende Joe einzudringen. *Tausende hast du gefickt* sagt der sonst so sorgsame, geduldige, selbstkontrollierte Seligman sexuell geblendet. Das Licht geht aus, wir hören die Entsicherung der Waffe, ein Schuss geht los, der dumpfe Aufprall eines Körpers, das Anziehen von Kleidung, Öffnen und Schließen von Türen, Quietschen der Katzenklappe, und dann das Lied *Hey Joe* von Charlotte Gainsbourg gesungen, dessen Liedtext ich hier in seiner Gesamtheit zitieren möchte, da dieser Text viel mit dem Inhalt des Films zu tun hat:

Hey Joe, where you goin' with that gun in your hand?
Hey Joe, I said where you goin' with that gun in your hand?
Alright. I'm goin down to shoot my old lady,
You know I caught her messin' 'round with another man.
I'm goin' down to shoot my old lady,
You know I caught her messin' 'round with another man.
And that ain't too cool.

Uh, hey Joe, I heard you shot your woman down,
You shot her down.
Uh, hey Joe, I heard you shot you old lady down,
You shot her down to the ground. Yeah!

Yes, I did, I shot her,
You know I caught her messin' 'round,
Messin' 'round town.
Uh, yes I did, I shot her
You know I caught my old lady messin' 'round town.
And I gave her the gun and I shot her!

Alright
(Ah! Hey Joe)
Shoot her one more time again, baby!
(Oo)
Yeah.
(Hey Joe!)
Ah, dig it!
(Hey)
Ah! Ah!
(Joe where you gonna go?)
Oh, alright.
Hey Joe, said now,
(Hey)
uh, where you gonna run to now, where you gonna run to?
Yeah.
(where you gonna go?)
Hey Joe, I said,
(Hey)
where you goin' to run
to now, where you, where you gonna go?
(Joe!)
Well, dig it!
I'm goin' way down south, way down south,
(Hey)
way down south to Mexico way! Alright!
(Joe)
I'm goin' way down south,
(Hey, Joe)
way down where I can be free!
(where you gonna...)
Ain't no one gonna find me babe!
(...go?)
Ain't no hangman gonna,
(Hey, Joe)
he ain't gonna put a rope around me!
(Joe where you gonna.)
You better belive it right now!

> *(...go?)*
> *I gotta go now!*
> *Hey, hey, hey Joe,*
> *(Hey Joe)*
> *you better run on down!*
> *(where you gonna...)*
> *Goodbye everybody. Ow!*
> *(...go?)*
> *Hey, hey Joe, what'd I say,*
> *(Hey... Joe)*
> *run on down.*
> *(where you gonna go?)*
>
> (traditional)

Ja, möglicherweise hat der männliche Joe am Ende seine alte Mutter in Gestalt von Seligman erschossen.

So ist die Kugel, der „Zweileibsamen" des männlichen Joe endlich abgeschossen, Dunkelheit, Ende. Ein neues Leben kann beginnen.

Das letzte Kapitel zeigte die syphilinische Joe, aber auch immer mehr carcinosinische Anteile, also ein Wechselspiel von einer dominierenden gestörten Syphilinie aufgrund gestörter Psora, überschießender Tuberkulinie und weitestgehend rudimentärer Sykose, kämpfend mit immer stärker werdender Sehnsucht nach Carcinosinie.

Die eine Lösung ist Mord, die andere wäre Suizid gewesen. Aber dazu liebt sich die Nymphomanin zu sehr.

Die Eifersucht und das Verlangen zu töten wären folgendermaßen zu repertorisieren:

1	Geist, Gemüt; UNBARMHERZIG, mitleidlos, skrupellos	45
2	Geist, Gemüt; Eifersucht; Töten, Verlangen zu	2
3	Geist, Gemüt; Eifersucht; Traurigkeit, mit	6
4	Geist, Gemüt;Eifersucht; Verbrechen, führt zu einem	2
5	Geist, Gemüt; Eifersucht; Enttäuschung, nach	8
6	Geist, Gemüt; Eifersucht; Beschwerden durch, schl.	15

	Hyos.	Lach.	Apis	Nux-v.	Puls.	Ign.	Dig.	Anac.	Aur-m-n.	Cench.	Cham.	Kali-ar.	Lac-leo.	Ph-ac.	Phos.	Plat.
	5/10	5/8	2/5	2/5	2/5	2/4	1/4	1/3	1/3	1/3	1/3	1/3	1/3	1/3	1/3	1/3
1	1				1	4	3		3		3					3
2	4	1														
3	1	1	1									3				
4	1	1														
5	3	1		1		1										
6	4	4	4	4	4	3		3	3					3	3	

Hyoscyamus erwähnte ich oben bereits als wichtiges Mittel für Joe. In der Hauptrubrik *"Eifersucht"* wäre auch Platin hochwertig, in den Unterrubriken dann aber nicht. Dass Lachesis und Cenchris so weit vorn sind, spricht u.a. auch für die syphilinische Situation, in der sich Joe befindet.

Wichtig scheint mir, die im Film gezeigten Lebensphasen Kindheit, Jugend und Erwachsensein homöopathisch zu differenzieren. Somit möchte ich diesen Phasen jeweils ein Arzneimittel zuordnen. Leider ist es durch das Sehen des Filmes nicht ganz möglich, auf SANKARANs Empfindungsebene zu kommen. Dennoch spürt man eine Idee. Wie bereits oben beschrieben, möchte ich mich für ein Pflanzenmittel entscheiden.

Bis zur Geburt ihres Sohnes hätte ihr, wie ich meine, eine C200 Lilium tigrinum sehr gut getan, zum Schluss hätte ich Hyoscyamus verordnet.

Im folgenden möchte ich meine Entscheidung näher begründen, und insbesondere Lilium von Platin abgrenzen.

BOMHARDT schreibt zu **Lilium**: *Befleckung, Reinheit versus Lust, Herzlichkeit.* Es findet sich eine ausgesprochene Hypersexualität. Prostitution aus Lust und nicht wie bei Platin wegen des Geldes. Unerfüllbarer Anspruch an Männer bei gleichzeitig naivem, reinem, mildem und kindlichen Wesen. Platin ist nicht naiv, sondern hochmütig und arrogant.

Lilium hat ein sanftes, reines Wesen. Jungfräulichkeit, Nymphen als unbefleckte Wesen. Ihr lasziver Blick, ihre roten Lippen verzaubern jeden Mann. Beim Sex ist es durchaus möglich, dass sie abwesend ist (mehrfach im Film nachzuvollziehen).
Das äußere Bild von Lilium entspricht den Nymphen wie z.B. NABOKOWS „Lolita".
In der Sexualität findet sich neben der Nymphomanie ein Konflikt zwischen Reinheitsanspruch und sexuellem Verlangen. Unwillkürliche Orgasmen, multiple Orgasmen bei hemmungsloser, wilder Sexualität sind häufig. Sie kann durchaus unzufrieden werden, wenn ihre sexuellen Wünsche nicht befriedigt werden, Dann kann sie auch schreien, fluchen oder obszön sprechen (siehe das Gespräch mit der Psychologin wegen des Schwangerschaftsabbruchwunsches). Lilium verliebt sich sehr schnell, hält aber nicht lange die Beziehungen.

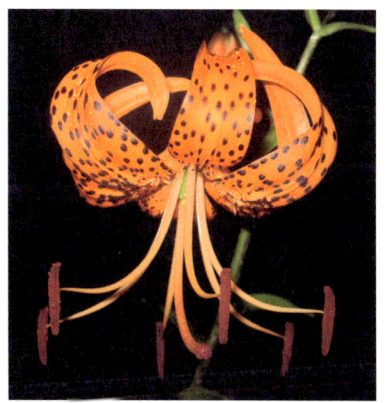

Ein wichtiges Symptom ist, dass viele ihrer Probleme im Freien bei Bewegung (z.B. spazierengehen) sich bessern. Es besteht durchaus ein Konflikt zwischen Hypersexualität und moralischer Verwerflichkeit. Religiöse Themen stehen im Konflikt mit Hypersexualität.
In der Symbolik finden wir einen Tiger oder andere Katzen im engen Käfig, wie eingesperrt (auch die Käfigsymbolik findet sich an mehreren Stellen in Film).

> *Wenn man einen Tiger kauft, dann muss man ihn auch füttern, befriedigen. Lange Rede kurzer Sinn, ich hab's mit einem Tiger zu tun... Ich will nur wissen, ob es okay wäre, wenn ich beim Füttern Unterstützung bekäme.* so Jerôme.

Die Farben von Lilium tigrinum sind gelb und rot. BOMHARDT ordnet Lilium der Farbe Orange zu.
In der „Psychodynamik homöopathischer Arzneimittelbilder" (2. Band) von D. ELENDT lesen wir:

Es kann sich auch in der Folge um ein eigenes Schuldgefühl handeln, entstanden durch Introjektion der äußeren Normen. Das Primäre ist nach dieser Hypothese die Unterdrückung von außen, insbesondere die Tabuisierung und Bestrafung der sexuellen Bedürfnisse, das Sekundäre die Introjektion dieser Norm und die daraus entstehenden Schuldgefühle.

Einige weitere Rubriken, die zu Joe und zur Nymphomanie passen:

1	Geist, Gemüt; BELEIDIGEND, beschimpft, verletzt andere	102
2	Geist, Gemüt; EIFERSUCHT	116
3	Geist, Gemüt; EILE, Hast; sexueller Erregung, bei	1
4	EMPFINDLICH, überempfindlich, Sinneseindrücke, gegen	116
5	Geist, Gemüt; ENTFREMDET, Entfremdung	93
6	Geist, Gemüt; FRAUEN; Frauen, Beschwerden bei	125
7	Geist, Gemüt; GEDANKEN, hartnäckige; sexuelle Gedanken	79
8	Geist, Gemüt; GEDANKEN, hartnäckige; sexuelle Gedanken; pervertiert	6
9	Geist, Gemüt; GEHEN, Laufen; muss	60
10	Geist, Gemüt; LUFT; bess., frische, im Freien	131
11	Geist, Gemüt; MASTURBATION, durch	45
12	Geist, Gemüt; MILDE, Sanftmut	122
13	Geist, Gemüt; OBSZÖN, liederlich; spricht obszön	21
14	Geist, Gemüt; REIZBARKEIT; angesprochen, wenn	41

	Lil-t.	Plat.	Nux-v	Phos.	Hyos.	Staph.	Lyc.	Stram	Sep.	Puls.	Sulph.	Verat.	Bell.	Aur.	Calc.	Cham.
	14/28	11/28	10/2	10/23	9/23	10/2	8/22	8/22	10/21	6/19	10/18	8/18	9/17	8/16	8/16	6/16
1	1	3	3		3	2	4	3	3		1	3	3	3		4
2	1	4	4	3	4	3	3	3	1	4	1	1	1		1	1

	Lil-t.	Plat.	Nux-v	Phos.	Hyos.	Staph.	Lyc.	Stram	Sep.	Puls.	Sulph.	Verat.	Bell.	Aur.	Calc.	Cham.
3	3	4														
4	4	1	1	4	3		1	3		3	1	1		3	3	1
5	5	3	1	1	1	1	1	1		3	2	3	2	1		
6	6	3	4	3	4	4	3	3	4	1	4	1	4	3	3	1	3
7	7	1	3		3	3	3		3	1		1		1		3	
8	8	1	3		1			1								
9	9	2			1		1		1						1	1	3
10	10	1	4	1	1		3	4		1	4	3	1	1		3	
11	11	1	3	1	3	3	4				1			3		
12	12	3	1	3	3		1	3	3	4	4	3	3	1	1	3	
13	13	3	1	3	1	3			4			3	3	1	3		
14	14	3		1		1	1		1	3		3	1		1		4

und weiter:

1	Geist, Gemüt; REIZBARKEIT; fragt, wenn man ihn etwas	32
2	Geist, Gemüt; Reizbarkeit; Trost schl.	24
3	Geist, Gemüt; RELIGIÖSE Störungen; Manic, religiöse	26
4	Geist, Gemüt; SCHAM	188
5	Geist, Gemüt; SCHROFF, kurz angebunden	93
6	Geist, Gemüt; TRAURIGKEIT; abwechselnd mit; sexueller Erregung	1
7	Geist, Gemüt; UNBESTÄNDIGKEIT	65
8	Geist, Gemüt; UNVERNÜNFTIG	3
9	Geist, Gemüt; UNZUFRIEDEN, missvergnügt, unbefriedigt; sich selbst, mit	72
10	Geist, Gemüt; VERLIEBTHEIT, Veranlagung zu	104

11	Geist, Gemüt; WEINEN, weinerliche Stimmung; Schmerzen; bei	64
12	Geist, Gemüt; WILDHEIT	54
13	Geist, Gemüt; WOLLÜSTIG, lüstern, lasziv	108
14	Geist, Gemüt; ZWEIFELT; Genesung, an der	36

	Puls.	Plat.	Nux-v.	Bell.	Ign.	Lil-t	Verat.	Lyc.	Lach.	Merc.	Ph-ac.	Stram.	Calc.	Hyos.	Nat-m.	Sulph.
	10/30	8/26	11/25	10/24	7/24	14/22	8/22	10/21	9/21	9/20	9/19	8/19	7/19	6/19	6/19	8/19
1	1		4		1				3				1			
2		3	1	3	4	1		1		1			1			4
3	4	3	1	4		4	4	3	4	1		4		4		4
4	3	3	3	1	4	1	1	3	1	3	1	1	3	3	4	4
5	4	3	1	1		1	4	1	3	1	4	1	3	3	3	3
6					1											
7	4	3	1	4	4	1	1	1		3	1	3				
8					1											
9	3		1	1	1		1		2	2						3
10	4	4	4	3	4	1	4	4	3	3	3	4	4	4	4	1
11	3	3	4	1		3	1	1	3	3		1				1
12			3	1	1	3		1		1	3		1			
13	3	4	4	3	4	4	4	3	4	3	1	4	3	4	3	1
14	1		1		3	1		3	1	3	1		2			1

bzw. letztere Symptome in der sogenannten Expertenanalyse:

	Lil-t.	Nux-v.	Puls.	Bell.	Ign.	Verat.	Plat.	Lyc.	Ph-ac.	Lach.	Stram.	Sulph.	Merc.	Nat-m.	Sep.	Op.
	14/22	11/25	10/30	10/24	7/24	8/22	8/26	10/21	9/19	9/21	8/19	8/18	9/20	6/19	8/17	7/18
1	1	4	1				3					1	1			
2	1	1		3	4		3	1				1	4	4		
3	4	1	4	4		4	3	3		4	4	4	1			
4	1	3	3	1	4	1	3	3	1	1	1	4	3	4	3	4
5	1	1	4	1		4	3	1	4	3	1	3	1	3	1	1
6	1															
7	1	1	4	4	4	1	3	1	3	1	1					3
8	1															
9	1	1	3	1			1	2			3	2				
10	1	4	4	3	4	4	4	4	3	3	4	1	3	4	3	3
11	3	4	3	1		1	3	1		3	1	1	3		1	1
12	1			3	1	3			1	1	3					3
13	4	4	3	3	4	4	4	3	1	4	4	1	3	3	3	3
14	1	1	1		3			3	1	1		1	3		1	

An den obigen Rubriken wird, denke ich, deutlich, dass Lilium und nicht Platin das Mittel der ersten Wahl bei Joe ist.

Auch die Probleme mit dem Schwangerschaftsabbruch und die selbstvorwurfsvollen Gedanken danach, sind laut BOGER typisch für Lilium.

Deutlich wird aber auch, dass Hyoscyamus auch in diesen Repertorisationen als wichtiges Mittel erscheint.

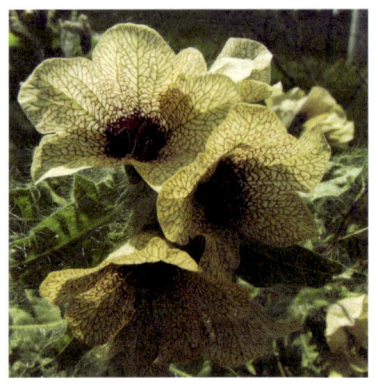

BOMHARDT nennt als charakteristische Themen für Hyoscyamus: *Entblößung, Lust, Scham. Selbstwert, Tabu und Erotomanie. Geilheit, Schamlosigkeit und sexuelle Tabuüberschreitungen. Sie kann von Sex besessen sein.* Es gilt als eines der eifersüchtigsten Mittel der Materia medica, weswegen es auch als Hauptmittel für die Erotomanie (siehe oben) in Frage kommt.

Die eifersüchtige Raserei mit Gewalttätigkeit kann zum Mord führen (für mich, wie oben schon erklärt, ein Hauptargument für Hyoscyamus als Mittel für die ältere Joe).

Generell schämt sich aber Hyoscyamus seiner Sexualität, was eigentlich nicht zu Joe passt.

Die Promiskuität, die Geilheit, die erotische Manie, die Masturbationen seit der Kindheit und in der Öffentlichkeit sind typisch für Hyoscyamus und für Joe.

Schön ist, dass der "Nussknacker" (mit dem bei der Interruptio der Fet aus dem Uterus gezogen wird) als Hinweis auf Hyoscyamus gefunden wird (BOMHARDT). Auch die Farbe Rot, insbesondere Blutrot, weist auf das Mittel hin. Lilium hat eher Orange (eine Mischung aus gelb und rot, was natürlich auch sehr gut passt).

Sicherlich muss man Platinum als Mittel weiterhin in die engere Wahl (insbesondere miasmatisch, da syphilinisch) nehmen, zumal es in fast allen Repertorisationen weit vorn erscheint.

Aber insbesondere der fehlende

Hochmut und die damit verbundene Verachtung, dieses Gefühl, die Höchste zu sein, sprechen m.E. gegen Platin. Auch Stolz ist ein wichtiges Merkmal von Platin-Menschen, was man bei Joe nicht sagen kann.

Selbstverständlich spricht auch viel **für** Platin, insbesondere der frühe Verlust der Zuwendung durch die Mutter. Auch der Kaiserschnitt spricht naturgemäß für Platin, schließt aber Lilium, Hyoscyamus oder Origanum nicht aus.

Origanum ist sicherlich ein weiteres interessantes Mittel der ersten Wahl. In dem Geist/Gemüt Kapitel von „Complete" finden sich insgesamt 136 Gemütssymptome von Origanum.
Folgende Zusammenstellung zeigt die Bedeutung des kleinen Mittels in Zusammenhang mit Nymphomanie:

1	Geist, Gemüt; PSYCHOLOGISCHE Themen; erotisch	431
2	PSYCHOLOGISCHE Themen; religiöse Störungen; religiös, spirituell	285
3	Geist, Gemüt; PSYCHOLOGISCHE Themen; Sexualität	572
4	EMPFINDLICH, überempfindlich; Berührung, gegen; Genitalien, der	42
5	Geist, Gemüt; EXZESSE; sexuelle Exzesse, Beschwerden durch	71
6	Geist, Gemüt; FRAUEN; Frauen, Beschwerden bei	125
7	Geist, Gemüt; FRÜHREIF	60
8	Geist, Gemüt; FRÜHREIF; sexuell	8
9	Geist, Gemüt; GEDANKEN; gedankenvoll	7978
10	Geist, Gemüt; GEDANKEN; hartnäckige; sexuelle Gedanken	
11	Geist, Gemüt; LÄUFT, rennt umher	60
12	Geist, Gemüt; MASTURBATION, durch	45
13	Geist, Gemüt; NYMPHOMANIE; Mädchen, junge	2
14	Geist, Gemüt; Obszön, liederlich	

	Plat.	Phos.	Orig.	Hyos.	Staph.	Chin.	Lach.	Puls.	Calc.	Nux-v.	Sep.	Stram.	Verat.	Con.	Bell.	Lyc.,
	15/43	13/42	18/38	13/38	13/38	11/35	12/34	12/34	12/33	12/33	11/31	9/31	9/31	13/30	11/28	10/28
1	4	3	2	4	3	4	4	4	3	4	3	3	3	4	3	4
2	4	3	3	3	4	3	4	3	3	1	4	3	4	1	4	3
3	4	4	3	3	4	4	3	4	4	4	4	3	3	4	3	4
4	1	1	1		1			1				3		1		
5	1	4	3		4	4	3	3	4	4	4		4			4
6	4	4	4	4	3	3	4	4	1	3	1	4	4	1	3	3
7	1	3	2	1	1		1	1	1	1	1		2		1	1
8	3		1	1		1										
9		3	1	1	3	1	3	3	1	1	4			3	1	1
10	3	3	1	3	3	4			3		1	3			1	1
11	3		1	4		3	1	3	3	3		4	4	1	3	
12	3	3	3	3	4					1			3			
13		3														
14	3	3	1	3	1	1	3	1	3	3		3	3	1	3	1

Wieder Platin an erster Stelle. Hyoscyamus an 4. Stelle, Lilium 22. Stelle. Wenn wir aber genau hinsehen, insbesondere bei den drei-und vierwertigen Origanumrubriken, stellen wir fest, dass es eigentlich nicht so ganz das richtige Mittel für die junge Erwachsene Joe sein kann. Z. B.:

> „Geist, Gemüt; HYSTERIE; Sexualität; Reizung, durch übermäßige sexuelle": **Orig.**

oder

„*Geist, Gemüt; MÜRRISCH, verdrießlich, schlecht gelaunt*": **AM-C.**, **ANAC.**, **ANT-C.**, **ANT-T.**, **ARN.**, **ARS.**

oder

„*Geist, Gemüt; ANGST; Pflicht nicht erfüllt, als habe man seine*": **Orig.**, frax., ars., culx-p., cycl., maia-l.

Zahlreiche Rubriken (die eben nur bedingt passen) neben vielen anderen, die das Mittel Origanum als Hauptmittel (wie gesagt für die junge Erwachsene Joe) eher unwahrscheinlich erscheinen lassen.
Origanum könnte aber für das Kind Joe das richtige Mittel sein, jedenfalls nehme ich genau das an.
Zusammenfassend also noch einmal die Arzneien für Joe:

1) Origanum majorana für das Kind
2) Lilium tigrinum für die Jugendliche und junge Erwachsene
3) Hyoscyamus für die ältere Erwachsene
4) und möglicherweise Carcinosinum für Joe In Seligmans Wohnung, bis zum Schuss

Kommen wir nun zu dem männlichen Hauptprotagonisten:

Seligman

Es ist gar nicht so einfach, Seligman zu repertorisieren. Wir sehen einen hilfsbereiten, fürsorglichen Mann, der gut zuhört. Er wirkt sehr gelehrt und belesen. Sicherlich ist er intellektuell. Er hört zu, unterbricht nicht, zeigt allerdings auch wenig Regungen. Insgesamt ist er äußerst rücksichtsvoll und sehr verständnisvoll für die Geschichte Joes. Allerdings hat er auch eine durchaus belehrende, dozierende Art.
Er wirkt von seiner Meinung sehr überzeugt. Er ist sehr der Mathematik, Gesetzen und wahrscheinlich auch Regeln zugewandt. Daran glaubt er. Strukturen, Ordnung und Regeln bestimmen sein Leben. Man hat das Gefühl, dass sein Leben extrem eintönig, jeder Tag gleich verläuft. Deswegen und wegen seiner Schüchternheit hat er in seinem Leben bisher auch keine Frau gefunden.

Ich denke, dass seine Asexualität, die wahrscheinlich gar keine ist, am ehesten auf Hemmungen, Komplexe und Ängste vor Frauen zurückzuführen ist. Nur im Schutz der Dunkelheit und des Schlafs von Joe kann er sich ihr annähern.
Eine mögliche Repertorisation seiner Persönlichkeit könnte so aussehen:

1	männliche Genitalien; SEXUALTRIEB; Verlangen, sexuelles; fehlt	212
2	Geist, Gemüt; SORGSAMKEIT, behutsam	49
3	Geist, Gemüt; ORDNUNG, Verlangen nach	27
4	GEMÜTSBEWEGUNGEN, Emotionen, kontrolliert werden, müssen vom Intellekt	10
5	Geist, Gemüt; INTELLEKTUELL, mit Verstand begabt	75
6	Geist, Gemüt; KONZENTRATION; gutes Konzentrationsvermögen	114
7	Geist, Gemüt; HILFE; will anderen, unglücklicheren helfen	38
8	Geist, Gemüt; SENTIMENTALE Stimmung	99
9	Geist, Gemüt; SENTIMENTALE Stimmung, Dämmerung, in der	1
10	Geist, Gemüt; PSYCHOLOGISCHE Themen; Aktivität, Passivität; Passivität	449
11	Geist, Gemüt; PSYCHOLOGISCHE Themen; Zwänge, Verantwortlichkeit; vermehrt	661
12	Geist, Gemüt; EIGENSINNIG	203
13	Geist, Gemüt; GEDANKEN; Andrang, Zustrom von Gedanken	168
14	Geist, Gemüt; HERZLICH, liebevoll	77
15	Geist, Gemüt; TEMPERAMENT; phlegmatisch, gleichgültig, träge	81
16	Geist, Gemüt; ZWANGHAFTIGKEIT	71
17	TEMPERAMENT; phlegmatisch, gleichgültig, träge; ungerührt, gleichgültig	14

#	Rubrik	Anzahl
18	Geist, Gemüt; ZURÜCKHALTEND, reserviert	178
19	Geist, Gemüt; ZAGHAFTIGKEIT; Schüchternheit	77
20	Geist, Gemüt; ZAGHAFTIGKEIT; Schüchternheit; unbeholfen, ungeschickt, und	11
21	Geist, Gemüt; MATHEMATIK, Rechnen; begabt für	8

	Nux-v.	Calc.	Puls.	Phos.	Sulph.	Ign.	Nat-c.	Nat-m.	Lach.	Plac.	Bar-c	Sep.	Chin.	Ars.	Bos-s.	Sil.
	16/40	16/36	14/38	11/33	14/33	13/37	15/25	15/32	13/32	9/19	11/30	13/31	11/29	12/27	7/20	13/29
1	3	3	3	3	4	3	1	3	2		4	4	1			3
2	3	1	1		4	3	1	1	3	3	3	3	4	3		3
3	1	1							2				1	2		
4								2								
5	3		3	4	1	3	3	1	4		4	4				1
6	1	2		3	1	1	1	1	1			1			4	1
7								2								
8	1	1	3	3	3	4	1	3	3			3	1	1	3	
9																
10	4	3	4	4	3	2	3	4	4	2	4	4	4	3	2	3
11	4	3	4	3	3	4	3	4	4	2	4	3	4	3	3	3
12	4	4	1	1	3	3	1	1	1		4	1	3	3		3
13	4	4	3	4	4		2	4	2	1	2	4	4			3
14	3	1	3	3		3	1	3	1		1			3	3	1
15		4	4		1	1	3	3	3		1	3	3	1		3
16	4	1		1		1		1			1		3			
17		1	1			1					1	1	1			
18	1	3	3	4	1	3	1	3	1	3		1	1	1		1

	Nux-v.	Calc.	Puls.	Phos.	Sulph.	Ign.	Nat-c.	Nat-m.	Lach.	Plac.	Bar-c	Sep.	Chin.	Ars.	Bos-s.	Sil.
19	1	3	4	1	3	3	3	1			3		3		3	3
20	1	1	1		1		1	1			1					1
21	2						1		1							

Wenn man SANKARANS Naturreiche zur Rate ziehen würde, auch wenn keine Empfindungsebene erkennbar ist, halte ich ein mineralisches Mittel für am wahrscheinlichsten.

Calcium carbonicum scheint mir der kleinen Seligman-Welt sehr gerecht zu werden. Auch Natrium carbonicum, viel mehr als Natrium muriaticum, ist mir differentialdiagnostisch wichtig.

Wenn ich mir aber Seligman so ansehe, stelle ich bei der weiteren Analyse fest, dass er schwer fassbar, schwer einzuordenen ist. Wenn ich also noch mehr Rubriken suche, die in Frage kommen, ändert sich an obiger Analyse nicht mehr sehr viel. Pulsatilla und Nux vomica stehen ganz vorne. Ich denke, dass hier nahezu jeder meiner Meinung folgt, dass diese beiden Mittel nicht in Frage kommen.

Wenn ich nun also z.B. nach Handgesten Seligmans im Film schaue, fällt mir auf, dass er mehrfach seine Hände zum Gesicht bewegt. Auch das Falten der Bettdecke fiel mir als eigentümlich schon beim ersten Sehen des Films auf.

Dass er eine Begabung für Mathematik und Zahlen hat, steht, denke ich, außer Frage.

Seligman ist eine sehr introvertierte Persönlichkeit, kann aber durchaus extravagant reden (hier denke ich u.a. an das erste Kapitel "The compleat Angler"). Zweifelsohne ist er eher phlegmatisch, aber durchaus mitfühlend und hilfsbereit. Seine Antworten und Reden sind eigentlich immer langsam, behutsam und genau überlegt.

Beinahe alle Gemütsbewegungen (und das sind wenige) werden vom Verstand und Intellekt kontrolliert. Diese Rubrik ist für mich mit die Wichtigste. Ein sogenanntes Leitsymptom, in dem der Genius des Mittels zu finden ist.

Dass das Gespräch nachts stattfindet, ist wahrscheinlich Zufall. Auffällig ist jedenfalls, dass eigentlich nur Joe langsam müde wird. Seligman ist stets wach und interessiert.

Wenn ich also die Rubrik:

„*Geist, Gemüt; GESCHWÄTZIGKEIT, Redseligkeit; nachts*): **Aur.**, **Lachn.**, bell., lob., lyss., plb.

weglasse, ändert sich an der Mittelwahl nichts.

Hier nun also eine neue Repertorisation Seligmans, die m.E. die zentralen Rubriken und Handgesten beinhaltet:

1	männliche Genitalien; SEXUALTRIEB; Verlangen, sexuelles; fehlt	212
2	männliche Genitalien; SEXUALTRIEB; Verlangen, sexuelles; vermehrt, gesteigert; Erektionen; ohne	71
3	Geist, Gemüt; SORGSAMKEIT, behutsam	49
4	Geist, Gemüt; GEMÜTSBEWEGUNGEN, Emotionen; kontrolliert werden, müssen vom Intellekt	10
5	Geist, Gemüt; MITFÜHLEND	133
6	Geist, Gemüt; ANTWORTEN, antwortet; langsam	44
7	Geist, Gemüt; GEBÄRDEN, Gesten, macht; Handbewegungen, unwillkürliche; faltet; entfaltet die Bettdecke, und	1
8	Geist, Gemüt; GEBÄRDEN, Gesten, macht; Handbewegungen, unwillkürliche; Kopf, zum	7
9	Geist, Gemüt; GEDÄCHTNIS; gutes, reges Gedächtnis; Zahlen, für	1
10	Geist, Gemüt; GEDULD	30
11	Geist, Gemüt; INTROVERTIERT, in sich gekehrt	200
12	Geist, Gemüt; MATHEMATIK, Rechnen; begabt für	8

13	Geist, Gemüt; INTELLEKTUELL, mit Verstand begabt	75
14	Geist, Gemüt; KONZENTRATION; gutes Konzentrationsvermögen	114
15	Geist, Gemüt; Sentimentale Stimmung; Dämmerung, in der	1
16	Geist, Gemüt; EIGENSINNIG	203
17	Geist, Gemüt; HERZLICH, liebevoll	77
18	Geist, Gemüt; GEWISSENHAFT in bezug auf Kleinigkeiten	132
19	Geist, Gemüt; EMPFINDLICH, überempfindlich; Menschen, gegen; bestimmte	11
20	Geist, Gemüt; ZAGHAFTIGKEIT; Schüchternheit; unbeholfen, ungeschickt, und	50
21	Geist, Gemüt; BEGRIFFSVERMÖGEN, Auffassungskraft; gute Auffassungskraft	74
22	Geist, Gemüt; GEDANKEN; gedankenvoll	78
23	Geist, Gemüt; VORSICHTIG, behutsam	53
24	Geist, Gemüt; GESCHWÄTZIGKEIT, Redseligkeit; nachts	7

	Plb.	Puls.	Lyc.	Lach.	Nat-c.	Ign.	Phos.	Nuv-v.	Sulph.	Calc.	Bar-c.	Aur.	Rhus-t.	Ph-ac.	Sep.	Nat-m.
	15/19	15/40	15/32	15/28	15/25	14/38	14/38	14/36	14/29	14/24	13/27	13/25	10/14	12/32	12/29	12/23
1	3	3	4	2	1	3	3	3	4	3	4			4	4	3
2	1	1	4	1	1	3	3	3	1	3	1	3		4	4	3
3		1	3	3	1	3		3	4	1	3	3	1		3	1
4	1													1		
5		4	1	1	3	3	4	3	1	1	1			4	1	3
6	1		1				4		3				3	4	1	
7	1															

	Plb.	Puls.	Lyc.	Lach.	Nat-c.	Ign.	Phos.	Nuv-v.	Sulph.	Calc.	Bar-c.	Aur.	Rhus-t.	Ph-ac.	Sep.	Nat-m.
8	1					1										
9	1															
10	1	3				1										
11	3	4	1	1	1	4	1	2	3	1	1	3	1	4	1	4
12	1			1	1		2									
13		3	4	4	3	3	4	3	1		4	1	3	4	4	1
14	1		1	1	1	1	3	1	1	2		1	1	1	1	1
15																
16	1	1	4	1	1	3	1	4	3	4	4	3	1	3	1	1
17		3	1	1	1	3	3	3		1	1		1			3
18	1	4	4	3	4	4		4	4	1	4	3	1	1	4	1
19					4					1		1				
20		4	1	1	1	1	3	1	1	3	1	1			1	1
21		1	1	4		1	4		1	1	1	1	1			
22	1	3	1	3	1	3	3	1	1	1	1		1	1	4	
23		4	1	1	1	3		3	1	1	1	1		1		1
24	1	1										3				

Nun, Plumbum metallicum für den doch eher plumpen Seligman?

Bei M. BOMHARDT lesen wir unter "Themen": SCHWERE, Abgrenzung, Atrophie, Erstarrung, Impotenz.

Unter den Charaktersymptomen steht: *stilles Wesen, prinzipientreu, selbstzufrieden, anspruchsvoll, Langeweile, streng und unflexibel.*

Auf der emotionalen Ebene finden wir einen emotional gelähmten Menschen.

Plumbum ist zwar impotent, verspürt aber durchaus sexuelle Lust. Das würde auch erklären, warum er morgens in die schlafende Joe eindringen wollte. Selbst der schlaffe Penis würde zu Plumbum passen.

Laut BOMHARDT passen die Farben gelb und grau zu Plumbum, und genau so sieht es ja auch bei Seligman zu Hause aus.

Differentialdiagnostisch kommt für mich eigentlich nur Natrium carbonicum in Frage. Und sehr vieles spricht auch für dieses Mittel. Ganz charakteristisch ist das bei BOMHARDT beschriebene Einsiedlertum. Auch Grau als Farbe wäre genau wie bei Plumbum passend.
Der schüchterne, freundliche, herzliche Typus, passt ebenfalls gut zu Natrium carbonicum und zu Seligman. Ob er wirklich menschenfeindlich ist, lässt sich nicht mit Sicherheit sagen. Schließlich wissen wir nichts über seinen Beruf und nur relativ wenig über sein Leben. Dennoch stellt er sich als überwiegend zurückhaltender Gelehrter dar.
Bei den Charakter- und Gemütssymptomen finden wir bei BOMHARDT: *gewissenhaft, zurückhaltend, bescheiden, diszipliniert, gründlich, höflich, empfänglich für Kunst, musikalisch, perfektionistisch, sanft, scheu, starr, verschlossen, zugewandt, bodenständig, geradlinig, introvertiert, kontrolliert, kritisch, ordentlich und ordnungsliebend, rational, sexuell passiv, solidarisch, vertrauensvoll* und *weich* als einige passende Zuschreibungen Natrium carbonicums zu Seligman.
Die Symptome der emotionalen Ebene wie *albern, fröhlich, leidenschaftlich* oder auch *lustig* zeigen sich im Film eher nicht, könnten aber natürlich trotzdem zur Persönlichkeit Seligmans gehören.
Natrium carbonicum ist der analysierende Geistesarbeiter, durchaus redegewandt, aber eher allein (Einsiedler). Er benutzt eine äußerst genaue Sprache, ist aber eher unfähig zu rechnen. Das Interesse Seligmans an mathematischen Dingen wie der Fibonacci-Reihe, schließt nicht zwingend eine Rechenschwäche aus. Dennoch glaube ich, dass er eher ein Talent und eine Stärke für Mathematik hat (was wieder eher für Plumbum spricht).

Wenn ich mich zwischen Plumbum und Natrium carbonicum entscheiden müsste, würde ich wohl eher Natrium carbonicum wählen, obgleich mir diese Entscheidung schwer fällt.
Der Anspruch, der Beste zu sein, die Extravaganz sind wichtige Symptome Plumbums und passen nicht ganz so gut zu Seligman.

Als ich mir eingangs Gedanken über das richtige Mittel für Seligman machte, war ich bei den Kaliumsalzen, den Natriumsalzen, Calcium und evtl. Barium carbonicum. Auf Plumbum metallicum wäre ich nicht gekommen. Dennoch erscheint mir Natrium carbonicum wahrscheinlicher.

Zusammenfassend möchte ich also schließen, indem ich Joe (zumindest hauptsächlich) Lilium tigrinum, und Seligman Natrium carbonicum verordne.

Literaturverzeichnis

Benutzte Bluray Disc:
Lars von Trier Nymph()maniac Vergiss die Liebe Vol.1&2 Director's Cut Concorde Home Entertainment Best.Nr.: 4022, erschienen 2014

Literatur:

Bailey P.: Psychologische Homöopathie, München 1998

Björkman S.: Trier über von Trier. Gespräche mit Stig Björkman, Hamburg 2001

Boger C.M.: Synoptec Key. Charakteristik und Hauptwirkungen homöopathischer Arzneimittel, Ruppichteroth 2002

Bomhardt M.: Symbolische Materia medica Version 3.5, Berlin 2014

Elendt D.: Psychodynamik homöopathischer Arzneimittel unter Berücksichtigung der Miasmen, Band 1-3, Norderstedt 2011-2014

Elendt D.: Die sogenannten chronischen Krankheiten. Homöopathische Miasmen als Entwicklungsphasen der Persönlichkeit, Norderstedt 2004

Ellis A., Sagarin E.: Nymphomanie, München 1967

Flemming A.: Lars von Trier. Goldene Herzen, geschundene Körper, Berlin 2010

Groneman, Carol: Nymphomanie. Die Geschichte einer Obsession, Frankfurt/Main 2001

Martig, C.: Kino der Irritation. Lars von Triers theologische und ästhetische Herausforderung, Marburg 2008

Nabokov, Vladimir: Lolita, Hamburg 1959

Sankaran, R.: Das andere Lied. Die Entdeckung des parallelen Ich, Mumbai 2009

Sankaran, R.: Die Empfindung in der Homöopathie, Mumbai 2006

Sankaran, R.: Einblicke ins Pflanzenreich, Band 1-3, Mumbai 2003-2008

Sankaran, R.: Synergie homöopathischer Ansätze in Fallaufnahme und Analyse, Mumbai 2013

Scholten J.: Wunderbare Pflanzen. Eine neue homöopathische Botanik, Kandern 2015

Seeßlen, Georg: Lars von Trier goes Porno. (Nicht nur) über Nymphomaniac Bertz und Fischer, Berlin 2014

Benutzte Softwareprogramme:

MacRepertory 8.5 inkl. Complete 2011 und Reference Works deutsch und englisch
Radar Opus Pro Version 1.40 inkl. Synthesis 2009

Abbildungen:

S.111: Egon Schiele: "Stehende Frau in Rot", 1913
S.151: Lilium tigrinum (Foto: Rob Duval),
S.156: Hyoscyamus niger (Foto: „Actron"), Origanum majorana (Foto): „Dobromila"

Die Fotos sind bei wikipedia.org veröffentlicht und wurden von den Autoren als gemeinfrei bezeichnet.

Anschrift des Verfassers:

Patrick C Hirsch
Körnerstr. 11b
59423 Unna

patrickhirsch@mac.com

Der Limerick. Beispiele einer textkritischen Analyse vom Blickwinkel der psychoanalytischen Homöopathie.

Teil 3: Was ist als Symptom zu bewerten?

von Anonymus

Es sei beispielhaft ein Limerick aus Österreich vorgestellt:

> *Ein junges Mädchen aus Kals*
> *Das wusch sich am Samstag den Hals*
> *Bis zum Ansatz am Busen,*
> *Denn tiefer zu schmusen*
> *Erlaubt sie dem Freunde keinesfalls.*

Sollte man die hier angegebene Tatsache, dass jene junge Dame sich den Hals wäscht, als Symptom betrachten oder nicht? Wir dürfen hier nicht von uns selbst ausgehen und von diesem Standpunkt das, was unserer eigenen, vom kulturellen Kontext geprägten Verhaltensweise widerspricht, als Symptom bezeichnen, sondern wir müssen auch immer den kulturellen Kontext des Patienten berücksichtigen.
Zwei symptomwertige Abweichungen wären denkbar:
Erstens: Die *auffallendern, sonderlichen, ungewöhnlichen und eigenheitlichen* Zeichen (HAHNEMANN: Organon, §153) bestehen darin, dass sich dieses junge Mädchen überhaupt einmal wäscht.
Zweitens: Die Eigenheitlichkeit ist umgekehrt, dass sie sich nur am Samstag wäscht und nicht jeden Tag.
Um das zu entscheiden, sollten wir uns genau an HAHNEMANNs Vorschrift halten:

> *Er schreibt alles genau mit den nämlichen Ausdrücken auf, deren der Kranke und die Angehörigen sich bedienen.*
> §84 Organon

Vor diesem Hintergrund ergibt sich folgende Deutung: Hätte uns der Dichter sagen wollen, dass die kulturelle Norm darin besteht, sich jeden Tag zu waschen und dass die Besonderheit darin besteht, dass sich dieses junge

Mädchen eben nur am Samstag wäscht und auch da nicht einmal vollständig, so hätte es genügt, in den erster Vers ein „nur" einzufügen („nur samstags" oder „am Samstag" sind metrisch gleichwertig). Dass der Dichter das nicht getan hat, lässt schlussfolgern, dass wir von der umgekehrten Variante ausgehen müssen: Im kulturellen Kontext der Heimat jenes Mädchens ist (oder war[1]) es üblich, sich gar nicht zu waschen und sie stellt mit ihrer Verhaltensweise eine symptomwertige Ausnahme dar. Daher ist die Rubrik *„Waschen - Verlangen, sich zu waschen"* zu verwenden.

In der Folge ist von einer weiteren Besonderheit die Rede. Offensichtlich liegt bei der Patientin entweder eine erhöhte Empfindlichkeit im Brustbereich vor oder eine allgemeine Abneigung, berührt zu werden. Was von beidem zutrifft, kann in Ermangelung einer näheren Bekanntschaft mit jenem Mädchen nicht entschieden werden.

Neben dieser rein körperlichen Erklärung bietet sich auch noch eine tiefenpsychologische an. Man kann das Verhalten der Patientin, ihrem Freund gewisse Handlungen nicht zu gestatten, zwanglos mit der Rubrik *„Abneigung - Männer; gegen - Frauen; bei"* erklären. Man kann sich weiter fragen, wie es zu dieser Abneigung kam.

Erstens kann es sich um einen familiären Konflikt handeln, im Sinne einer pubertären Reaktivierung des Elektra-Konfliktes. Um dem Vater zu gefallen, wird es nötig, dass sich normale Reifungsprozesse verzögern oder dass sie ganz unterbleiben. Um letzteres scheint es sich hier allerdings nicht zu handeln, sondern um einen minder schweren Fall.

Zweitens kann es sich um einen Konflikt zwischen den allgemeinen gesellschaftlichen Normen und den persönlichen Bedürfnissen handeln, der sich insbesondere durch die religiösen Normen ausdrückt. Man könnte also die Rubrik *„Religiöse Gemütsstörungen..."* verwenden oder aber, wie es der Verf. vorzieht, die Rubrik *„Angst - Seelenheil - um das"*.

Repertorisation

1	Gemüt - Waschen - Verlangen, sich zu waschen	28
2	Brust - Empfindlichkeit	65

---

[1] Die zeitliche Einordnung eines Limericks ist nicht immer einfach. Eigentlich und an sich sind Limericks zeitlos und gemahnen so an jene herrliche Zeit, in der wir von Zeit noch nichts wussten.

3	Gemüt - Berührtwerden - Abneigung berührt zu werden	84
4	Gemüt - Abneigung - Männer; gegen - Frauen; bei	11
5	Gemüt - Angst - Seelenheil, um das	40

	med.	sulph.	ars.	merc.	nat-m.	puls.	sep.	sil.	psor.
	5/8	5/8	4/6	4/5	4/5	4/5	4/4	3/6	3/5
1	2	2	1	1	1	1	1	2	1
2	1	1	1	2	-	1	1	2	2
3	2	1	1	1	2	-	1	2	-
4	1	1	-	-	1	1	1	-	-
5	2	3	3	1	1	2	-	-	2

Nur zwei Mittel decken alle Rubriken ab: Medorrhinum und Sulphur. Es ist verführerisch, Sulphur zu geben, insbesondere, weil bezüglich der hier anfänglich niedergeschriebenen Erwägungen über die Symptombedeutung des Waschens doch nicht alle Zweifel ausgeräumt werden konnten, Sulphur aber beide Varianten abdeckt.

Die Entscheidung hängt schließlich von der Verwendung einer weiteren Rubrik ab, die leider nicht ganz ohne Spekulation auskommt: Es ist anzunehmen, dass das Waschen mit einer gewissen Regelmäßigkeit erfolgt, wahrscheinlich in der Tat an jedem Samstag. Das würde die Rubrik „*Allgemeines - Periodizität - Tag - Samstags*" zur Anwendung empfehlen. Diese Rubrik enthält nur ein einziges Mittel: Medorrhinum. Dem Leser sei überlassen, ob er sich mit Sulphur auf die „sichere Seite" begibt oder ob er mit ein wenig Spekulation dann doch Medorrhinum wählen würde. Ich plädiere für Medorrhinum.

Eine Mittelalternative

Wie bereits erwähnt, ist anzunehmen, dass der zentrale Konflikt jener zwischen den religiösen Normen bzw. Bedürfnissen und den erotischen Wünschen ist. Lachesis fällt dem Verf. da an erster Stelle ein, Lachesis möchte er aber doch ausschließen, da bei Lachesis eine Berührung gerade am Hals nicht tolerierbar wäre, eine Zone, die hier ausdrücklich zur Berührung freigegeben ist.

Das zweite Mittel, welches hier in Frage kommt, ist Lilium tigrinum. Bei Lilium tigrinum besteht ein ähnlicher Konflikt: zwischen erotischen Bedürfnissen einerseits und andererseits einem Bedürfnis nach Reinheit. Man könnte vermuten, dass bei der hier vorgestellten Patientin eine Kompromissbildung zwischen beiden Seiten vorliegt, die einerseits eine gewisse erotische Befriedigung erlaubt, andererseits aber das Reinheitsbedürfnis durch einen neurotischen Waschzwang symbolisiert.

Der Freund

Obwohl von ihm im Limerick nur indirekt die Rede ist, muss man sich womöglich sogar mehr mit seiner Psyche befassen als mit der des Mädchens.

Auch ihm bleibt erotische Befriedigung weitgehend versagt. Diese Tatsache bedarf einer Kompensation. Gleichzeitig kann die Vorstellung, die erotische Versagung läge an ihm selbst, einen Gegenbeweis einfordern. So wäre es nicht verwunderlich, wenn diese Situation die Entwicklung von Größenphantasien zur Folge hätte.

Der Verf. hat versucht, den weiteren Werdegang dieses jungen Mannes herauszufinden. Zwar ist einiges von dem im folgenden Geschriebenen von hypothetischer Natur, denn die verfügbaren Akten sind sehr dürftig, es kann jedoch eine Hypothese aufgestellt werden, die einer gewissen Wahrscheinlichkeit und einer gewissen Logik nicht entbehrt. Wahrscheinlich ist die folgende Entwicklung:

Der junge Mann ist nach AMERIKA ausgewandert, weil Amerika die rechte Kompensation für die erwähnten erotischen Versagungen darstellte und gleichzeitig Raum gab für die Erfüllung der dadurch bedingten Größenphantasien. Es standen aber, um diesen „Neuanfang" zu schaffen, drei Aufgaben vor ihm:

1) Es durfte auf keinen Fall, auch wenn sich seine Größenphantasien in Wirklichkeit verwandeln sollten, sichtbar werden, dass diese Größenphantasien ursprünglich durch sexuelle Frustration entstanden waren, denn er hatte die extreme Furcht, die Entdeckung dieser Causa könnte ihn lächerlich machen (diese Entdeckung ist die Furcht eines jeden Helden).

2) Er hatte seine Eltern verlassen, indem er nach Amerika ging, was ein nicht zu verachtendes Schuldgefühl in ihm erzeugte. Auch dieses Schuldgefühl musste verarbeitet werden.

3) Er musste irgend eine Bewältigungsstrategie finden für die Konfrontation mit dem neurotischen Waschzwang seiner Freundin, der in ihm das Gefühl erzeugte, seine Haltung zur Körperpflege sei doch nicht ganz richtig (er selbst sei nicht ganz richtig), er sei also selbst schuld an der erotischen Frustration.

Diese Aufgaben erfüllte er, indem er sich zunächst eine Legende zurechtlegte, in der seine Eltern von einer Straßenbande getötet wurden und er seither auf Rache sann, sich durch diverse Kampfsportarten sowie technische Kenntnisse für die Rache rüstete, die ihn schließlich als zwar anonymes, aber unbekannterweise hochgeehrtes Mitglied einer nordamerikanischen Stadt berühmt machte.

Die Verarbeitung des neurotischen Waschzwanges seiner ehemaligen Freundin, dem er selbst nicht folgen konnte, erfolgte derart, dass er stattdessen sich zur Aufgabe stellte, die Stadt vom Verbrechen zu säubern.

Man könnte bis zu dieser Stelle von einer philobatorischen Bewältigungsstrategie sprechen, die zwar noch neurotische Reste enthielt, aber dann doch zu seiner eigenen Befriedigung und dem Wohl der Allgemeinheit führte und demzufolge als gesund zu betrachten wäre.

Dass es sich doch um eine neurotische Entwicklung handelte, ergibt sich aus drei Gegebenheiten:

1) Er will unbedingt unerkannt bleiben und verkleidet sich daher bei seiner Mission immer. Die neurotische Angst, dass trotz der Legende seine urprüngliche erotische Frustration als innerpsychischer Motor für seine Heldentaten erkannte werden könnte, ist dafür verantwortlich. Er kann zu diesem „Mangel" nicht stehen.

2) Man kann einen neurotischen Wiederholungszwang nachweisen: Er lernt in seiner neuen Heimat eine Frau kennen, mit der ihm allerdings die erotische Erfüllung ebenso verwehrt bleibt. Es scheint so zu sein, dass die-

se Frau ziemlich auf Katzen fixiert ist – und Katzen sind bekanntlich sehr reinliche Tiere. Für unseren Helden (wir können ihn mittlerweile als solchen betrachten) ist das die Perpetuierung seiner intrapsychischen Problematik.

3) Der neue Name (Nom de guerre), den er jetzt hat, enthält das Wort „bat" und lässt sich auf drei unterschiedliche Arten interpretieren. Im Vordergrund steht dabei die Fledermaus. Von der Fledermaus ist bekannt, dass sie sich gern in den langen Haaren von Frauen festkrallt. Vielleicht drückt sich darin sein Verlangen (und sein Versagen) aus, seine frühere Freundin an sich binden zu können. Daneben kann man mutmaßen, dass „Bat" von „Battle" herrührt, was den Größenphantasien von Unbesiegbarkeit entspricht. Und schließlich deutet „bat" möglicherweise auch auf „bad", was mit tief sitzenden Schuldgefühlen zu tun haben könnte.

4) Weiter scheint es, dass ihm die Ablösung aus seiner ursprünglichen Heimat und Herkunftsfamilie nicht vollständig gelungen ist. Es ist recht eindeutig, dass er als persönliches Zeichen das leicht veränderte Wappen seiner Heimatstadt wählte (Abb. rechts)[2].

---

[2] Leider wäre es aus schutzrechtlichen Gründen illegal, das Zeichen des jungen Mannes abzubilden, weshalb hier nur seine äußere Form wiedergegeben wird. Die Schutzrechte für diese Form liegen hinsichtlich ihrer mathematischen Formulierung wahrscheinlich bei Archimedes von Syrakus und hinsichtlich ihrer praktischen Relevanz bei Johannes Kepler. Da beide schon etwas länger als 70 Jahre tot sind, dürften diese Schutzrechte erloschen sein.
Der Herausgeber hat sich bemüht, vom Rechteinhaber des Zeichens eine Druckerlaubnis zu bekommen, aber er hat auf sein Ansinnen nicht einmal eine Antwort erhalten, wie bei einigen ähnlichen Anfragen an andere Rechteinhaber vorher. Falls der geneigte Leser selbst das nicht abgebildete Logo mit dem Stadtwappen von Kals vergleichen möchte, wird er im Internet mit einer beliebigen Suchmaschine leicht fündig. Es reicht, die Worte „Logo" und den Namen unseres Helden einzugeben (oder auch nur den Teil seines Namens, der hier offengelegt wurde). Als Entschädigung für diese Unannehmlichkeit erhält der erste Leser, der den Namen des Helden errät und an die Mailadresse des Herausgebers sendet, die nächste Ausgabe dieser Schriftenreihe gratis.
Zum Schutzrecht ist weiter zu bemerken, dass Anonymus diesen Limerick gehört hat und aus dem Gedächtnis aufgeschrieben hat. Das kann eine Schutzrechtsverletzung sein, wir sind jedoch der Ansicht, dass das Verfassen von Limericks und das Einklagen von Schutzrechtsverletzungen sich gegenseitig ausschließen. (D. Hrsg.)

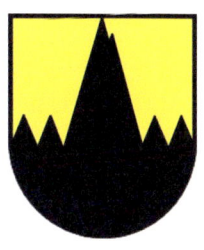 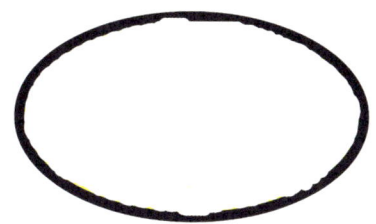

Das Wappen von Kals   Das Zeichen des jungen Mannes aus Kals

Repertorisation

1	Gemüt - Angst - Unsauberkeit und Chaos; vor	1
2	Gemüt - Beschwerden durch - sexuelle Demütigung, Entwürdigung	1
3	Gemüt - Furchtlos - Gefahr, trotz	5
4	Gemüt - Kämpfen, möchte	34
5	Gemüt - Pläne - macht, schmiedet viele Pläne - rachsüchtige Pläne, plant Racheakte	8
6	Gemüt - Ungerechtigkeit; erträgt keine	63
7	Gemüt - Verstecken - sich	40

	falco-pe.	crot-c.	dulc.	bell.	nux-v.	lach.	ign.
	6/7	4/5	3/6	3/5	3/5	3/3	2/4
1	1	-	-	-	-	-	-
2	1	-	-	-	-	-	-
3	1	-	-	-	-	-	-
4	1	2	3	1	2	1	-
5	-	1	-	-	2	1	-
6	2	1	2	1	1	-	2
7	1	1	1	3	-	1	2

Falco peregrinus disciplinatus ist in der Tat das Mittel der Wahl. Auch von der symbolischen Seite her passt es. Nicht nur ist der Falke wie die Fledermaus ein fliegendes Getier, sondern er zeichnet sich auch durch seine präzise Jagd aus. Wichtig erscheint auch, dass es sich nicht um einen wilden Falken handelt, sondern um die Unterart „disciplinatus". Unser junger Mann wurde nicht nur im Rahmen der Causae gezähmt, sondern für ihn ist Disziplin auch weiterhin sehr bedeutsam. Hat er sich doch vorgenommen, bei allen Rachegelüsten und Aggressionen niemals einen Menschen zu töten! Als Alternative wäre allenfalls Crotalus cascavella interessant, insbesondere vom Symbolischen her, einmal wegen des blitzschnellen und präzisen Zuschlagens der Klapperschlange und zum zweiten wegen des Bezuges zur E-Mail-Adresse des Herausgebers dieser Schriftenreihe.

Bliebe noch die Begründung, warum diese Analyse gerade in dieser Ausgabe steht. Natürlich sind die Geschichten der drei hier analysierten Filme inhaltlich vollkommen verschieden von dem, was in diesem Artikel abgehandelt wird.
Jedoch gibt es Parallelen hinsichtlich die tiefenpsychologischen Motivationsebene. Es geht um Sexualität, ihre Unterdrückung und gesellschaftliche Ächtung außerhalb der geltenden Normen („Nymphomaniac").
Es geht aus psychoanalytischer Sicht auch um damit verbundene Drohungen (etwa die Kastrationsdrohung, die in „Antichrist" überdeutlich wird und sogar zur Verwirklichung gelangt). Bei dem hier verhandelten Limerick sind die Drohungen nicht ausgesprochen, aber doch zu vermuten.
Und es geht um Kompensationen hierfür – etwa in der Gestalt von Seligman. Diese unterscheidet sich zwar enorm von der Kompensation unseres Helden, aber es ist eben doch Kompensation oder Bewältigungsstrategie.
Bei unserem Helden ist es eine Strategie, die sehr weit geht. Ihm gelingt es immerhin mehrfach, die Welt zu retten - wer weiß, was geschehen wäre, wenn er in „Melancholia" hätte mitspielen dürfen. Aber: Da gibt es doch auch eine Superhelden-Andeutung: Justine heißt immerhin auch „Tante Stahlbrecher".
Der Kampf gegen das Böse ist die Aufgabe unseres Helden. Das Personifizierte Böse tritt uns auch in „Antichrist" entgegen. Der Name „Satan" taucht auf. Bei unserem Helden wird dieser Name nicht genannt, aber sein hauptsächlicher Gegenspieler ist immerhin auch eine mephistophelisch-merkurialische Trickstergestalt.

So mag zwar der konkrete Inhalt unterschiedlich sein, aber in der Tiefe sind die Themen zwischen den drei Filmen und dem, was sich mit unserem Limerick verbindet, doch ähnlich. Wie könnte es auch anders sein - handelt es sich doch wie bei den beiden vorigen Ausgaben dieser Schriftenreihe um ewige Themen.

Kontakt zum Verfasser: Nur über den Herausgeber oder den Bürgermeister von G. City

Hinweise für Autoren

Inhaltlich steht der Bezug zwischen der Homöopathie und geisteswissenschaftlichen Gesichtspunkten im Vordergrund.

Die einzelnen Ausgaben sollen thematisch geordnet erscheinen. Daneben sind aber auch einzelne Ausgaben ohne thematischen Bezug möglich.

Entsprechende Arbeiten können direkt eingereicht werden, besser ist jedoch eine Anfrage mit kurzer Vorstellung des geplanten Themas.

Der Umfang der Arbeiten ist nicht festgelegt, er sollte sich jedoch nicht allzu sehr zwischen den einzelnen Autoren in einem Band unterscheiden. Es ist auch möglich, dass einzelne Ausgaben von einem einzigen Autor bestritten werden, wobei der Umfang dann natürlich entsprechend größer sein muss.

Kürzere Kommentare im Sinne von „Briefen an den Herausgeber" sind immer erwünscht.

Manuskripte können in jeder möglichen Form eingereicht werden, wobei die digitalisierte Form bevorzugt wird.

Kontakt zum Herausgeber:

Dieter Elendt
Caserio El Miradero 24
38434 Icod de los vinos
Tenerife/España

crotaluscascavella@icloud.com